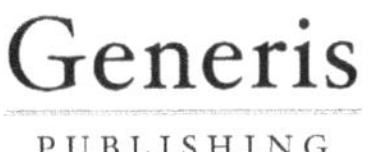
Generis
PUBLISHING

AF596248

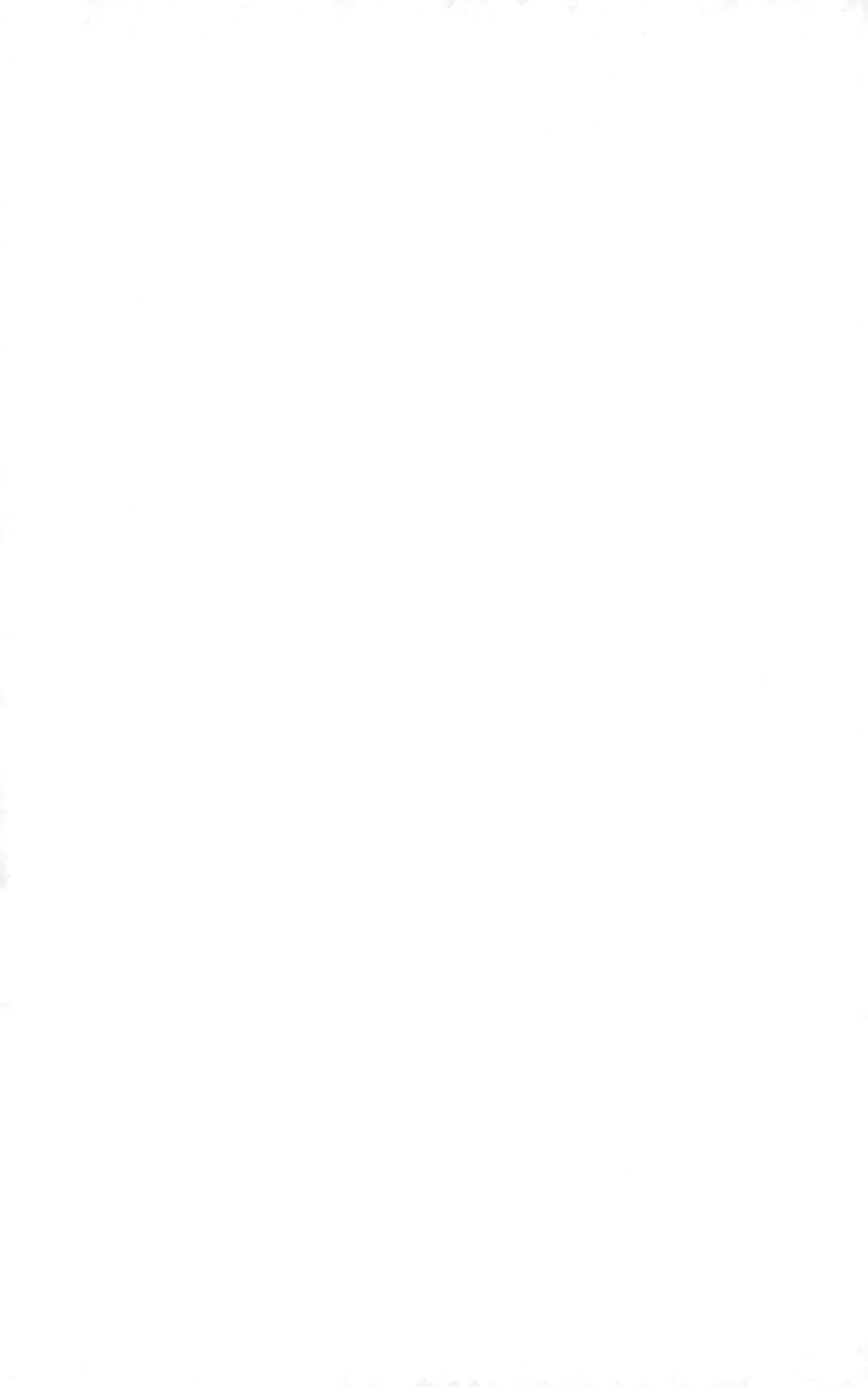

PROGETTO DI RETE RIABILITATIVA SICILIANA

Sviluppo e Riqualificazione della Riabilitazione Ospedaliera e Territoriale

Giorgio Mandalà

Title: **PROGETTO DI RETE RIABILITATIVA SICILIANA**

Sviluppo e Riqualificazione della Riabilitazione Ospedaliera e Territoriale

ISBN: 979-8-89248-412-1

Author: Giorgio Mandalà

Cover image: www.Pixabay.com

Publisher: Generis Publishing
Online orders: www.generis-publishing.com
Contact email: info@generis-publishing.com

PROGETTO DI RETE RIABILITATIVA SICILIANA

Sviluppo e Riqualificazione della Riabilitazione Ospedaliera e Territoriale

Dott. GIORGIO MANDALA'

INDICE

SOMMARIO

La creazione di una rete riabilitativa Siciliana ha il fine di coordinare e gestire in modo efficiente, efficace e appropriato la riabilitazione regionale, ospedaliera e territoriale. L'obiettivo di piena integrazione tra attività assistenziali e riabilitative, ospedaliere e territoriali, sarà conseguito per le patologie ad alto medio e basso impatto disabilitante.

Grazie alla creazione di P.D.T.A. riabilitativi, specifici per tipo di patologia disabilitante, che considerino la gravità della disabilità, si otterranno cure personalizzate.

Il contenimento dei costi, oltre che da una riduzione dei giorni di degenza in reparti per acuti ad alto costo, potrà derivare da una rimodulazione delle unità operative ospedaliere secondo il sistema Hub e Spoke.

Verrà sviluppata quantitativamente e qualitativamente l'offerta riabilitativa ospedaliera e territoriale; riqualificare la specificità e appropriatezza delle prestazioni erogate; specializzare le prestazioni per patologie e disabilità complesse al fine di ridurre la mobilità extraregionale per trattamento riabilitativi. Verranno sviluppati nuovi modelli di assistenza in linea con esperienze italiane ed estere, verrà data la giusta e capillare comunicazione all'utenza e creare percorsi virtuosi per incrementale la qualità percepita dell'offerta riabilitativa.

1 - ANALISI DEL CONTESTO

La riabilitazione costituisce il terzo pilastro del sistema sanitario, accanto alla prevenzione e alla cura, per il completamento delle attività volte a tutelare la salute dei cittadini.

La riabilitazione è un processo di soluzione dei problemi e di educazione nel corso della quale si porta una persona con disabilità a raggiungere il miglior livello di autonomia possibile sul piano fisico, funzionale, sociale, intellettivo e relazionale, con la minor restrizione delle sue scelte operative, pur nei limiti della sua menomazione.

Nella regione siciliana, l'offerta riabilitativa per posti letto di degenza ordinaria e diurna ospedaliera di riabilitazione intensiva post-acuzie, è in atto particolarmente carente nella regione siciliana. Tale situazione è empiricamente comprovata dalle liste d'attesa per ricovero nei reparti riabilitativi della regione e dal prolungarsi della degenza nei reparti per acuti. Infatti, i reparti per acuti, hanno difficoltà a trasferire pazienti disabili necessitanti di Riabilitazione a causa dell'offerta di posti letto riabilitativi insufficiente e non organizzata in rete secondo i criteri di Hub e Spoke in centri di Primo livello, di secondo livello e di alta specialità.

Premessa Normativa: Lo Stato e le Regioni hanno cominciato a prendere in considerazione l'organizzazione del sistema riabilitativo nel1998 con le prime Linee Guida sulla Riabilitazione (approvate con l'Accordo Stato-Regioni del 7 maggio1998, riportate sulla G.U. n. 124 del 30 maggio1998) attraverso la definizione di una strategia riabilitativa che avesse quali"punti fermi".

1. la presa in carico individuale;
2. la valutazione multidimensionale;
3. l'elaborazione di un progetto riabilitativo;
4. l'esecuzione di dettagliati programmi di intervento.

Le Linee guida sulla riabilitazione distinguono tra:

1. attività sanitarie di riabilitazione: che comprendono gli interventi valutativi, diagnostici, terapeutici e le altre procedure finalizzate a superare, contenere o minimizzare la disabilità e la limitazione delle attività (muoversi, camminare, parlare,vestirsi, mangiare, comunicare, lavorare, etc);
2. attività di riabilitazione sociale: le azioni e gli interventi finalizzati a garantire al

disabile la massima partecipazione possibile alla vita sociale con la minor restrizione possibile delle sue scelte operative, indipendentemente dalla gravità delle menomazioni e delle disabilità irreversibili, al fine di contenere la condizione di handicap.

3. Le stesse linee guida rilevano la necessità di una stretta integrazione tra i due momenti, con la connessione dei programmi di intervento sanitario, finalizzati a sviluppare tutte le risorse potenziali dell'individuo, con gli interventi sociali orientati a sviluppare e rendere disponibili le risorse e le potenzialità ambientali. Analogamente, è necessaria un'integrazione organica degli interventi e dei servizi sociali e sanitari con quelli scolastici, professionali e lavorativi perseguire con l'offerta di opportunità nei diversi stadi e ambiti della vita, dalla prima infanzia all'età adulta e anziana, nella scuola, nella qualificazione professionale, nel lavoro, sia sotto il profilo del primo inserimento che del reinserimento.

Nel 2011 la Conferenza Stato-Regioni, al fine di migliorare i sistemi riabilitativi sviluppati dalle diverse Regioni italiane e offrire ai cittadini maggiore omogeneità di prestazioni, accuratezza e appropriatezza delle stesse, ha approvato il Piano di Indirizzo (Accordo Stato-Regioni del 10 febbraio 2011, Rep. Atti n. 30/CSR) che afferma i seguenti principi:

1. adozione del modello bio-psico-sociale con l'ICF per la valutazione delle condizioni della persona da riabilitare;
2. scopo della riabilitazione come "guadagno di salute" che si raggiunge rendendo sinergici i "percorsi riabilitativi" anche con componenti non sanitarie del processo riabilitativo;
3. interdisciplinarietà dell'approccio riabilitativo con l'apporto di diverse professionalità con specifica formazione:
   a) assessment della persona da prendere incarico relativamente al suo funzionamento prelesionale, alla disabilità, complessità clinica, multimorbidità, condizioni familiari e sociali con definizione della prognosi di recupero funzionale;
   b) appropriatezza dell'intervento riabilitativo con l'individuazione del setting assistenziale più adeguato alle reali necessità del paziente;
   c) continuità dell'attività riabilitativa nel passaggio ospedale — territorio attraverso un percorso riabilitativo unico nell'ambito della Rete di riabilitazione caratterizzata anche da un'organizzazione dipartimentale delle attività.

Per la realizzazione dei principi generali, il Piano individua strumenti e metodi quali:

1. la definizione di un Progetto riabilitativo individuale (PRI) che indichi la prognosi, le aspettative e le priorità del paziente e dei suoi familiari attraverso l'applicazione dei parametri di menomazione, limitazione delle attività e restrizione della partecipazione elencati nella International Classification of Functionìng, Disability and Health (ICF);
2. la definizione di un percorso riabilitativo unico, all'interno della rete riabilitativa integrata, che individui il setting più appropriato e preveda l'utilizzo di adeguati strumenti di valutazione per monitorare le fasi di passaggio trai diversi setting riabilitativi;
3. la definizione di specifici Programmi riabilitativi nelle diverse aree di intervento da parte della struttura/servizio che ha preso in carico il paziente;
4. l'implementazione ed omogeneizzazione delle procedure di accreditamento delle strutture e servizi della riabilitazione per rendere trasparenti e verificabili competenze, dotazioni e capacità operative, in funzione della creazione della Rete e della fattibilità del percorso riabilitativo unico.

I reparti ospedalieri di riabilitazione post-acuti in atto sono rappresentati da 4 differenti tipologie con i seguenti codici ministeriali di UOC 56, 75, 28, per la riabilitazione intensiva postacuti e codice 60 per la riabilitazione estensiva o lungodegenza. Le attività di riabilitazione intensiva postacuti sono dedicate a pazienti che necessitano di assistenza medica e infermieristica continuativa, e garantiscono l'erogazione di almeno 3 ore di terapia riabilitativa quotidiana. Le attività di riabilitazione estensiva postacuti sono dedicate a pazienti che necessitano di assistenza medica e infermieristica continuativa, ma garantiscono l'erogazione di almeno 1 ora di terapia riabilitativa quotidiana. Nel particolare, i reparti di degenza e day hospital con codice ministeriale 56 sono riferiti alle UOC di Medicina fisica e Riabilitativa (recupero e rieducazione funzionale) che possono accogliere al loro interno in regime di ricovero ordinario e diurno pazienti disabili necessitanti di riabilitazione, trasferiti dai reparti per acuti afferenti per patologie appartenenti a qualunque Major Diagnostic Category (MDC), principalmente MDC 1 per patologie del sistema nervoso, MDC 4 per patologie dell'apparato respiratorio, MDC 5 per patologie dell'apparato cardiocircolatorio, MDC 8 per patologie dell'apparato locomotore (muscolo scheletrico). Il codice ministeriale 75 per la riabilitazione dei pazienti affetti da gravi cerebrolesioni acquisite è riferito alle UOC di alta specialità riabilitativa che possono accogliere al loro interno in regime di ricovero ordinario e diurno pazienti disabili necessitanti di riabilitazione, che presentano o hanno presentato nella fase di acuzie un coma con punteggio Glasgow Coma Scale (GCS) pari o inferiore ad 8 per almeno 24 ore, trasferiti dai reparti per acuti afferenti per patologie appartenenti a MDC 1 . Il codice ministeriale 28 per le mielolesioni è riferito alle UOC di alta specialità riabilitativa che possono accogliere al loro interno in regime di ricovero ordinario e diurno pazienti disabili necessitanti di riabilitazione che presentano una lesione del midollo spinale, traumatiche e non, trasferiti dai reparti per acuti afferenti per patologie appartenenti a MDC 1.

L'accordo stato regioni del 04 agosto 2021 e il D.M. 9 agosto 2021, riorganizzano le attività dei reparti codice 56, classificandoli in funzione della complessità clinica e assistenziale dei pazienti presi in carico. "Per la disciplina Recupero e Riabilitazione Funzionale, si definiscono tre differenti livelli di complessità in regime di ricovero, in base alla diversa gravità delle patologie disabilitanti e delle problematiche concomitanti, caratterizzati da un diverso fabbisogno di assistenza medica, infermieristica e riabilitativa, da un diverso utilizzo di attrezzature, farmaci, dispositivi, nonché da una diversa durata del periodo appropriato per il completamento del progetto riabilitativo. I livelli di complessità definiti sono i seguenti:

a) ricoveri di riabilitazione intensiva ad alta complessità (codice 56a)
b) ricoveri di riabilitazione intensiva a minore complessità (codice 56b)
c) ricoveri di riabilitazione estensiva (codice 56c).

I livelli di complessità sono correlati a specifici criteri di appropriatezza, diversi per i ricoveri conseguenti a evento acuto e per i ricoveri non conseguenti a evento acuto.

Anche il piano regionale della riabilitazione emanato dall'assessorato per la salute con decreto del 26 ottobre 2012 e pubblicato su GURS il 21 dicembre 2012, individua con precisione i requisiti di risorse umane, strutturali, tecnologiche dei vari setting assistenziali riabilitativi, inquadrando le figure coinvolte e il tempo minimo di assistenza riabilitativa e infermieristica da dedicare quotidianamente ai pazienti.

Il numero dei posti letto post-acuzie e regolamentato per legge in 1,5 posti letto ogni mille abitanti. Il D.A. gennaio 2019 concernente la rete ospedaliera, aveva previsto un numero di posti letto commisurati alla popolazione residente in Sicilia. I posti letto previsti dal D.A. rete ospedaliera sono stati solo parzialmente attivati, pertanto l'offerta è sottodimensionata rispetto le reali necessità della popolazione residente. Inoltre il progressivo incrementarsi dell'età media della popolazione per fattori riconducibili alla denatalità e all'allungamento dell'aspettativa di vita, l'incremento delle patologie croniche e la maggiore sopravvivenza di tale fascia di popolazione, l'incremento delle patologie disabilitanti, oltre che un aumento di incidenza di nuovi casi, determina un aumento della prevalenza, configurando un quadro di possibile incremento della spesa sanitaria in un regime universalistico con risorse sempre più esigue.

In tal senso il legislatore, con D.M. dell'agosto 2021, ha stabilito dei percorsi e dei criteri di appropriatezza dei ricoveri, finalizzati a evitare ricoveri superflui o inappropriati per pazienti che possono essere assistiti e riabilitati in setting a minor costo. Inoltre un sistema organizzato in rete ed efficiente potrebbe condurre a un risparmio di risorse economiche, ma soprattutto a un miglioramento della qualità dell'assistenza, ricoverando i pazienti disabili in reparti ospedalieri di Riabilitazione adeguati alle necessità riabilitative e assistenziali con caratteristiche di maggiore o minore complessità.

L'analisi dettagliata della situazione siciliana attuale può essere desunta dai flussi SDO dell'assessorato alla salute della regione Sicilia.

2 - DEFINIZIONE DEL PROBLEMA

Carenza quantitativa e qualitativa dell'offerta riabilitativa Ospedaliera e territoriale in Sicilia per l'età adulta e dello sviluppo.

Assenza di un'organizzazione in rete dei servizi riabilitativi.

Nel quadro contestuale appena descritto, la regione siciliana ha potenziato le attività di assistenza domiciliare integrata per pazienti post-acuti necessitanti di riabilitazione, ottenendo 3 risultati principali. Il primo, consentire al disabile di essere assistito presso il proprio domicilio, evitandogli faticosi spostamenti presso le strutture ambulatoriali del territorio, permettendogli di restare tra gli affetti familiari; il secondo, evitare ricoveri inappropriati e costosi nelle strutture di degenza ospedaliere e territoriali considerata la carenza dell'offerta di posti letto riabilitativi; il terzo è il risparmio sui costi cosiddetti alberghieri della degenza,restando i costi del personale per l'assistenza domiciliare e per l'assistenza farmaceutica a carico del S.S.N. ma trasferiti dal bilancio dell'azienda ospedaliera a quello dell'azienda territoriale.

Il setting di assistenza domiciliare integrata, è però erogabile solo per pazienti che non richiedono assistenza medico\infermieristica continuativa. Va precisato inoltre che anche il legislatore si è mosso in tal senso classificando nel D.M. del 4 agosto 2021 come ricoveri appropriati solo quelli di pazienti che richiedano assistenza continuativa medica o infermieristica. Rimane comunque da definire il problema del trasferimento in reparti ospedalieri di riabilitazione, (per l'età adulta e l'età evolutiva), dei pazienti ad alta criticità assistenziale, o che richiedano comunque assistenza medico\infermieristica e tecnico riabilitativa di tipo intensivo. Infatti, a tutt'oggi, presso le UOC di Medicina Riabilitativa di Palermo, pervengono richieste di trasferimento in codice 75 di pazienti ricoverati presso le UTIR degli ospedali fuori provincia, a riprova delle difficoltà presenti in regione a liberare i posti letto nelle unità di rianimazione e nelle Stroke Unit così come in altri reparti di assistenza intensiva o sub-intensiva. In tale contesto si verifica il paradosso del ritardo dell'inizio della terapia riabilitativa, che è noto essere tanto più efficace quanto più precoce è la presa in carico del paziente disabile.

Conseguenza di tale problema, è una presa in carico riabilitativa tardiva, con possibili aggravamenti della disabilità e riduzione del margine di potenziale recupero. Numerosi studi scientifici, dimostrano che più precoce è la presa in carico riabilitativa, addirittura nel reparto per acuti, migliore risulterà l'outcome funzionale, ossia il grado di recupero delle funzioni della persona sul piano motorio e delle autonomie nelle attività della vita quotidiana (ADL), sul piano delle abilità comunicative e cognitive, sul piano nutrizionale e relazionale. Ciò significa che tale ritardo oltre ad incidere negativamente sulle condizioni di salute e funzionali della persona, inciderà sull'impegno quotidiano del suo care giver. Tutto questo in termini di costi determina un pesante aggravio per il welfare nazionale per i costi sociali riconducibili all'incremento delle giornate di lavoro perso, e al peggioramento della disabilità delle persone a causa del peggiore outcome funzionale che si traduce in incremento dei contributi pensionistici Inps d'invalidità.

Altre conseguenze di tale problema sono: una maggiore insoddisfazione dell'utenza e una perdita di fiducia nell'assistenza sanitaria pubblica; un inappropriato e costoso prolungarsi del ricovero nei reparti per acuti; una persistente difficoltà a trovare disponibilità di posti letto nei reparti per acuti, l'affollamento dei Pronto Soccorso e delle unità di Osservazione Breve Intensiva (OBI), per pazienti in attesa di ricovero; in sintesi un generale intasamento dei flussi ospedalieri dei pazienti. Non da ultimo va considerata la possibilità che il primo posto letto di riabilitazione disponibile accolga pazienti troppo complessi o troppo poco complessi per il tipo di setting assistenziale e riabilitativo dell'unità operativa accogliente, con il rischio che pazienti complessi raggiungano setting riabilitativi non adeguati o non preparati per il tipo di assistenza medica e riabilitativa necessaria al paziente, o viceversa che si determini uno spreco di risorse ricoverando pazienti a bassa complessità in reparti organizzati per l'assistenza riabilitativa intensiva post acuti di alta specialità. Infine non va tralasciata la possibilità che il ricovero riabilitativo, avvenga in unità operative extraprovinciali, molto distanti dalla residenza dei familiari che sono costretti a subire notevoli disagi per visitare i propri cari affrontando onerosi viaggi anche di ore per tempi protratti.

3 - OBIETTIVO

SVILUPPO POTENZIAMENTO, SPECIALIZZAZIONE E RIQUALIFICAZIONE DELL'OFFERTA RIABILITATIVA OSPEDALIERA E TERRITORIALE IN SICILIA

A questo punto appare necessario definire degli **obiettivi** concreti, smart, rilevanti, significativi e non banali, ordinati sulla rilevanza quando rivestono importanza maggiore rispetto altre cose; raggiungibili,con una ragionevole aspettativa;basati sul tempo, perché comunque devono avere una scadenza non prorogabile. Il fattore tempo può essere vissuto o come stress o come motivazione a focalizzare l'attenzione e dedicare le risorse, i tempi possono essere assegnati per legge ma è difficile rispettarli; misurabili, pertanto per misurare servono indicatori sia nell'avanzamento che nel raggiungimento del progetto;specifici,definiti chiaramente nel dettaglio senza lasciare spazio a interpretazioni errate, che possano portare alla risoluzione del problema.

Da un approccio assertivo che non ha le caratteristiche di efficacia, si passa a un pertanto ad un approccio concreto,smart.

AZIONI NECESSARIE

per il raggiungimento dell'obiettivo

1. Implementazione quantitativa ed efficientamento dell'offerta Riabilitativa Ospedaliera Intensiva Post-Acuti Nella Rete Regionale Della Medicina Fisica e Riabilitativa Siciliana:attivazione dei posti letto previsti nel D.A. rete ospedaliera 2019, in un arco temporale di 6 mesi, da misurare attraverso l'accorciamento della degenza nei reparti per acuti, l'incremento dei ricoveri riabilitativi, l'abbattimento delle liste d'attesa.
2. Implementazione quantitativa ed efficientamento dell'offerta riabilitativa territoriale in Sicilia: potenziamento degli ambulatori territoriali di visita specialistica ed erogazione di trattamenti riabilitativi in un arco temporale di 6 mesi, da misurare attraverso l'incremento dei pazienti trattati sul territorio, l'abbattimento delle liste d'attesa.
3. Sviluppo di nuovi modelli di assistenza sulla base di esperienze extraregionali: introduzione del Day Service ambulatoriale, equipe ospedaliera nelle prime settimane di trasferimento al domicilio.

4. Incremento della qualità offerta e percepita; attraverso la formazione specialistica riabilitativa del personale medico, infermieristico e tecnico mediante corsi di formazione orientati, stewardship, tirocini pratici; miglioramento della relazione medico\infermieristica\tecnica con il paziente ed il care giver,
5. Maggiore informazione sulle attività svolte dalle strutture della rete: nel web, attraverso media, social media e carta dei servizi, maggiore coinvolgimento del paziente e del caregiver\familiari nell'attuazione del progetto riabilitativo individuale e del progetto sociale.
6. Efficientamento ed appropriatezza delle strutture eroganti riabilitazione: adesione ai nuovi decreti ministeriali su appropriatezza dei ricoveri.
7. Potenziamento della degenza riabilitativa al piano 1° dell'Ospedale riabilitativo Villa delle Ginestre. Afferente al Dipartimento Riabilitazione – ASP6, Palermo.
8. Abbattimento delle liste d'attesa per i ricoveri ospedalieri di riabilitazione e la presa in carico territoriale.
9. Abbattimento della mobilità extraregionale passiva.
10. Adeguamento alle normative nazionali d'innovazione.
11. Creazione di una rete riabilitativa regionale sul modello Hub e Spoke
12. Riduzione della disabilità e dei costi sociali correlati

4 - STRUMENTI DI ANALISI DEL PROBLEMA:

Brainstorming, diagrammi di Ishikawa (a spina di pesce), e di Pareto.

Risulta fondamentale evitare qualsivoglia critica alle idee degli altri; il coordinatore del gruppo di studio deve fare una sintesi delle idee individuali, al fine di fare emergere diverse possibili alternative in vista della soluzione del problema. Valutare le idee coincidenti e giungere a una sintesi. Si dovrà analizzare quali sono le cause del problema, quali strategie sono già state implementate, e se sono state messe in atto strategie, perché non hanno funzionato nel risolvere il progetto, ma spiegare anche perché il progetto dovrebbe risolverle.

DIAGRAMMA DI ISHIKAWA: è un diagramma a spina di pesce che viene utilizzato nel settore sanitario per le valutazioni del rischio clinico e nell'organizzazione dei servizi sanitari (veniva utilizzato per analizzare le attività nelle grandi industrie). Ovviamente cambiando le spine del pesce si ha la possibilità di visualizzare, rispetto un problema dato, quali possono essere le cause del problema. Ad esempio la spina "ambiente" del diagramma originario, diventa "contesto in cui si opera". Il Diagramma di Ishikawa si applica bene ad organizzazioni dinamiche dove è possibile intervenire facilmente sulle cause. Nelle fabbriche, ad esempio, il datore di lavoro ha tutte le chiavi in mano per intervenire. Il diagramma di Ishikawa costituisce un modello di organizzazione predisposto per illustrare il processo di aggregazione di servizi sanitari in una logica cronologica e funzionale volta a definire quando e come le diverse prestazioni vengono erogate al singolo paziente.

Il DIAGRAMMA DI PARETO presenta delle leve di manovra differenti nella disponibilità del coordinatore del gruppo, mentre con il diagramma di Ishikawa non si hanno tutte le leve in mano. È molto usato nella gestione dei percorsi di miglioramento della qualità. E' uno strumento decisionale che differenzia elementi di maggiore e minor peso in misura percentuale. Per costruire il diagramma bisogna innanzitutto decidere come raccogliere i dati; definire l'elenco delle cause; valorizzare l'importanza di ciascuna causa in percentuale; classificare e ordinare le cause in ordine decrescente.

A titolo di esempio, per fare un'analisi delle cause di eccessiva attesa dei pazienti al fine di risolvere il problema, l'ordine in un diagramma di Pareto potrebbe essere il seguente (distribuzione di frequenza):

1. Non chiarezza nell'orario di inizio visite;

2. operatori in ritardo;
3. inserimento di pazienti fuori lista ed overbooking;
4. sovrapposizione degli appuntamenti (doppia agenda);
5. tempo previsto per singola visita troppo ridotto (sfondamento costante);
6. scarsa organizzazione nell'accoglienza al front office;
7. dimenticanza degli operatori;
8. mal funzionamento dei computer;
9. dimenticanza dei clienti;
10. altro.

La percentuale di incidenza ed importanze di uno dei problemi rilevati, viene valutata in base a quante volte quella causa ha provocato il disservizio.

5 - ANALISI DEI PROBLEMI

1 – Carenza quantitativa dell'offerta Riabilitativa Ospedaliera Intensiva Post-Acuti nella regione Siciliana

Diagramma di Ishikawa illustrante l'analisi del problema individuato riportato nel riquadro a dx e tutti gli ostacoli o problemi collegati (afferenti a spina di pesce), che è necessario affrontare risolvere per giungere alla soluzione del problema individuato.

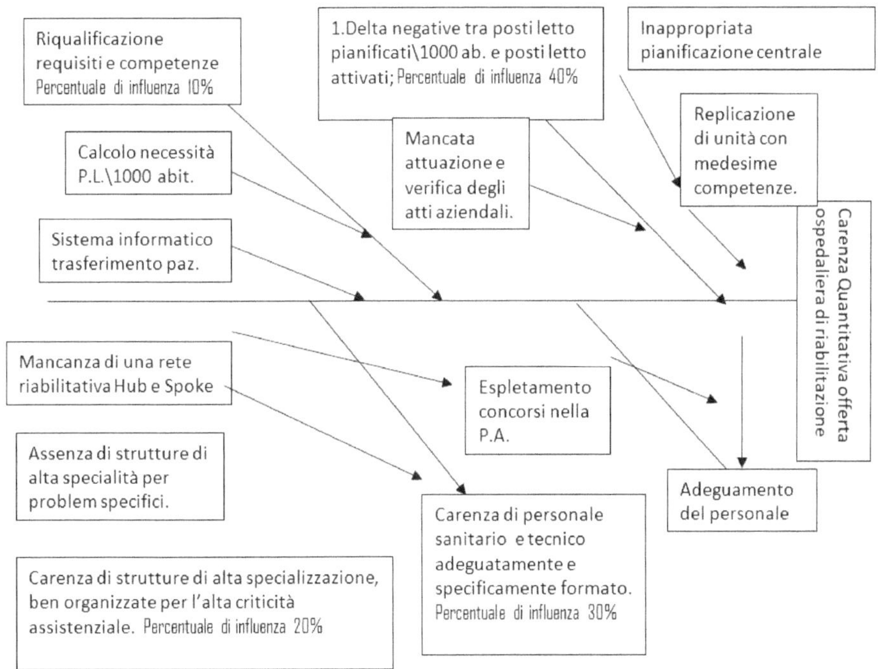

2 -Carenza quantitativa dell'offerta riabilitativa territoriale nella regione Sicilia.

Diagramma di Ishikawa illustrante l'analisi del problema individuato riportato nel riquadro a dx e tutti gli ostacoli o problemi collegati (afferenti a spina di pesce), che è necessario affrontare risolvere per giungere alla soluzione del problema individuato.

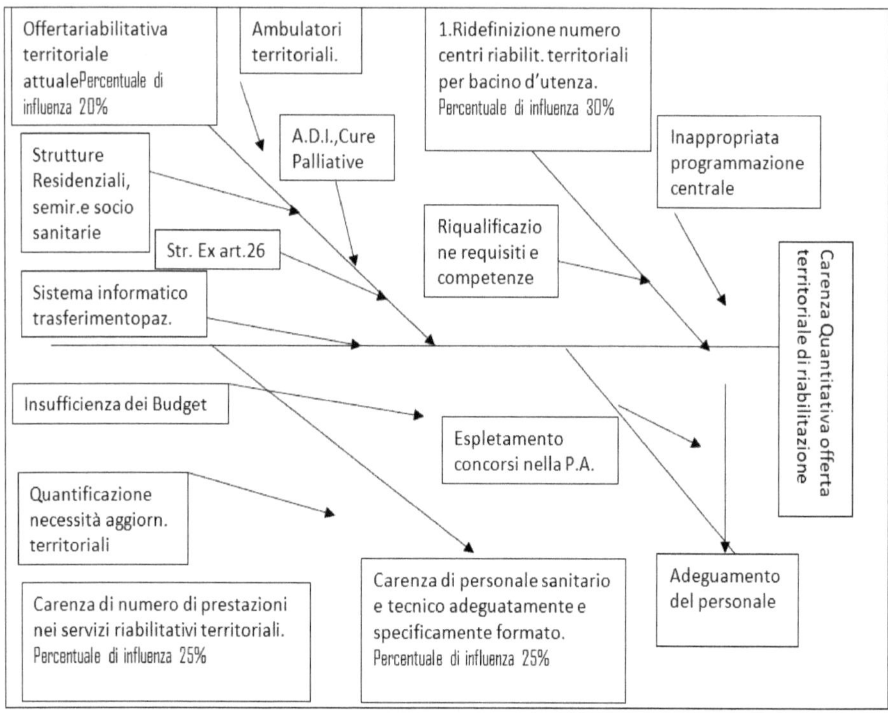

3 -Sviluppo di nuovi modelli di assistenza

Diagramma di Ishikawa illustrante l'analisi del problema individuato riportato nel riquadro a dx e tutti gli ostacoli o problemi collegati (afferenti a spina di pesce), che è necessario affrontare risolvere per giungere alla soluzione del problema individuato.

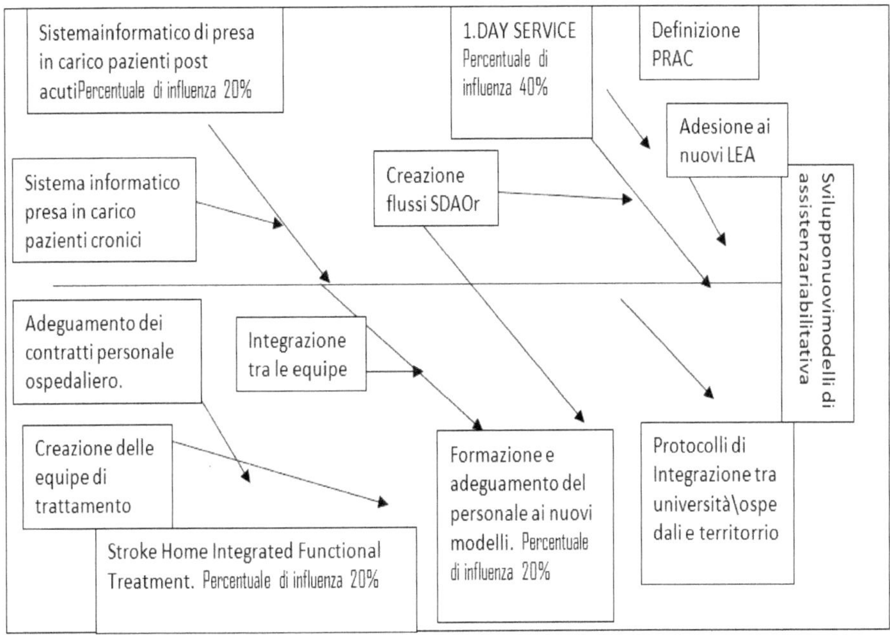

4 - Incremento della qualità offerta e percepita; attraverso la formazione specialistica

Diagramma di Ishikawa illustrante l'analisi del problema individuato riportato nel riquadro a dx e tutti gli ostacoli o problemi collegati (afferenti a spina di pesce), che è necessario affrontare risolvere per giungere alla soluzione del problema individuato.

Rinnovamento della formazione specialistica riabilitativa del personale medico, adeguamento agli standard minimi europei, formazione del personale infermieristico e tecnico mediante corsi di formazione orientati, stewardship, tirocini pratici; miglioramento della relazione medica, infermieristica, tecnico riabilitativa, amministrativa, con il paziente ed il care giver. Coinvolgimento del paziente e del caregiver\familiari nell'attuazione del progetto riabilitativo individuale e del progetto sociale.

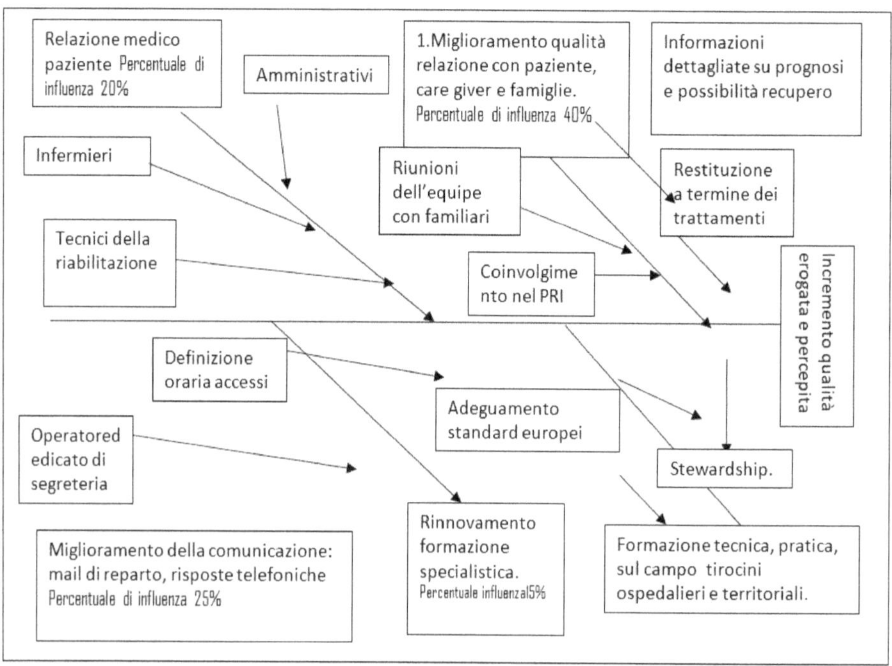

5 - Maggiore informazione sulle attività svolte dalle strutture ospedaliere e territoriali: nel web, attraverso media, social media e carta dei servizi, maggiore coinvolgimento del paziente e del caregiver\familiari nell'attuazione del progetto riabilitativo individuale e del progetto sociale.

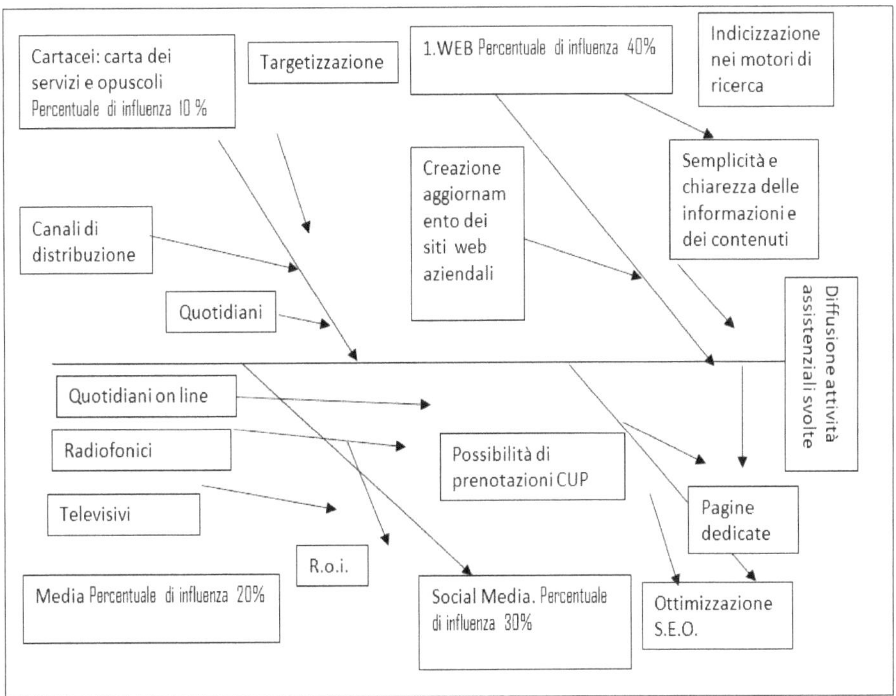

6 - Efficientamento ed appropriatezza di tutte le strutture eroganti riabilitazione: attraverso l'adesione ai nuovi decreti ministeriali su appropriatezza dei ricoveri, la modifica o integrazione degli atti aziendali, l'adeguamento ai decreti legge e in particolare: al Decreto Ministeriale 26 settembre 2023, n. 165, "Scheda Dimissione Ospedaliera riabilitativa"; all'accordo Intesa stato regioni 4 agosto 2021 "Linee di indirizzo dei percorsi appropriati nella rete di Riabilitazione"; al D.M. 9 AGOSTO 2021 "Criteri di appropriatezza dell'accesso ai ricoveri di riabilitazione ospedaliera".

7 – Potenziamento, specializzazione e riqualificazione della degenza riabilitativa al piano 1° dell'Ospedale riabilitativo di alta specializzazione, Villa delle Ginestre. Afferente al Dipartimento Riabilitazione – ASP6, Palermo.

Diagramma di Ishikawa indicante le azioni necessarie da compiere per il raggiungimento del sub-obiettivo 7.

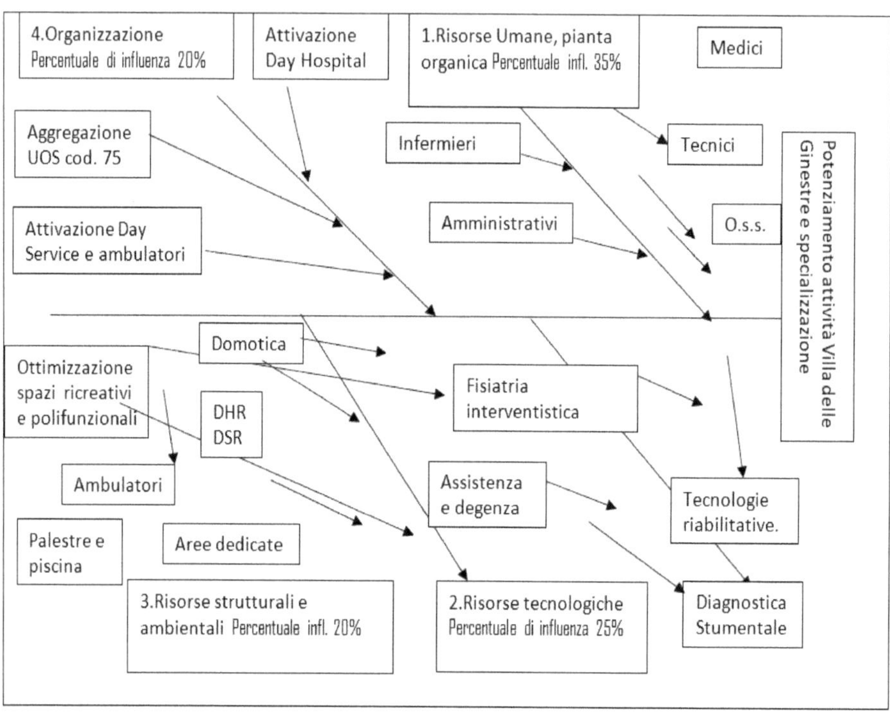

8 - Abbattimento delle liste d'attesa per i ricoveri ospedalieri di riabilitazione e la presa in carico territoriale.

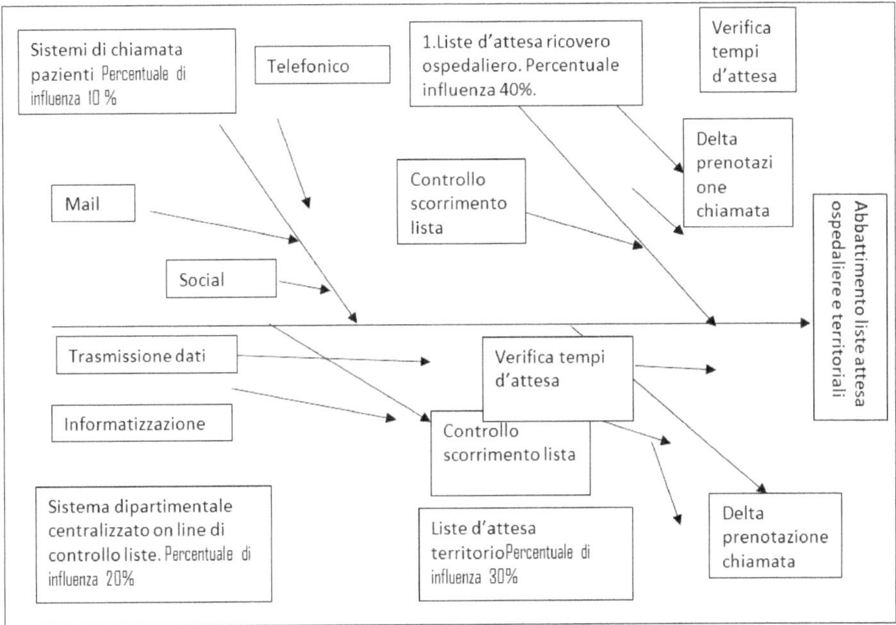

La programmazione delle azioni 9, 10, 11,12, richiederà un intervento successivo in stretta collaborazione con l'assessorato regionale alla salute della regione Sicilia e tutti professionisti della riabilitazione ospedaliera e territoriale; potrà essere discussa dal gruppo di lavoro del tavolo tecnico per la riabilitazione, pianificato per somme linee, ma per definirne un piano d'azione l'intervento dei funzionari dell'assessorato risulterà indispensabile.

9 - Abbattimento della mobilità extraregionale passiva.

10 - Adeguamento alle normative nazionali d'innovazione.

11 - Creazione di una rete riabilitativa regionale sul modello Hub e Spoke

12 - Riduzione della disabilità e dei costi sociali correlati

6 - PIANO OPERATIVO ED AZIONI

Il piano operativo deve essere completo di diagramma di flusso, diagramma di Gantt, Matrice delle responsabilità. Il diagramma di flusso, detto anche flow chart, consente di identificare il flusso effettivo di eventi in un sistema. Nel diagramma vanno indicate solo le cose che hanno rilevanza, non vanno indicati dati o informazioni contraddittorie, fuorvianti o irrilevanti.

Il cronoprogramma con diagramma di Gantt, è uno strumento necessario per seguire l'andamento nel tempo delle azioni da intraprendere e controllare se sono in linea con i tempi e con le pietre miliari stabilite, attraverso l'individuazione di indicatori dell'attuazione e la verifica degli obiettivi raggiunti.

Il diagramma di Gantt è uno strumento di supporto alla gestione dei progetti, così chiamato in ricordo dell'ingegnere statunitense H. L. Gantt che si occupava di scienze sociali e che lo ideò nel 1917. Il diagramma di Gantt, usato principalmente nelle attività di project management, è costruito partendo da un asse orizzontale - a rappresentazione dell'arco temporale totale del progetto, suddiviso in fasi incrementali (ad esempio, giorni, settimane, mesi) - e da un asse verticale - a rappresentazione delle mansioni o attività che costituiscono il progetto.

Delle barre orizzontali di lunghezza variabile rappresentano le sequenze, la durata e l'arco temporale di ogni singola attività del progetto (l'insieme di tutte le attività del progetto ne costituisce la work breakdown structure). Queste barre possono sovrapporsi durante il medesimo arco temporale a indicare la possibilità dello svolgimento in parallelo di alcune delle attività. Man mano che il progetto progredisce, delle barre secondarie, delle frecce o delle barre colorate possono essere aggiunte al diagramma, per indicare le attività sottostanti completate o una porzione completata di queste.

Un diagramma di Gantt permette dunque la rappresentazione grafica di un calendario di attività, utile al fine di pianificare, coordinare e tracciare specifiche attività in un progetto dando una chiara illustrazione dello stato d'avanzamento del progetto rappresentato.

Uno degli aspetti non tenuti in considerazione in questo tipo di diagrammazione è l'interdipendenza delle attività, caratteristica invece della programmazione reticolare, cioè del diagramma PERT. Ad ogni attività possono essere in generale associati una serie di attributi: durata (o data di inizio e fine), predecessori, risorsa, costo.

Ad ogni attività possono essere associate una o più risorse. Contestualmente, può essere definito il calendario dei giorni lavorativi e festivi, e il numero di ore di lavoro giornaliere.

Ad ogni attività può poi essere associato un costo. Il costo può essere attribuito a una singola attività oppure si può assegnare un costo orario alle risorse, determinando il costo dell'attività in base al relativo impegno orario. Nel corso del progetto, a ogni attività o alla risorsa può essere attribuito un costo effettivo. Dai due dati di costo, preventivato al momento della stesura del Gantt, ed effettivi, si ricavano tre curve e due indicatori di avanzamento dell'intero progetto. Le tre curve riportano la cumulata del costo preventivato e/o effettivo in funzione del tempo, ossia i costi totali effettivi e/o preventivati dall'inizio.

6.1 Azione 1: Carenze quantitative dell'offerta riabilitativa ospedaliera

Implementazione quantitativa dell'offerta riabilitativa ospedaliera in Sicilia: attivazione dei posti letto previsti nel D.A. rete ospedaliera 2019, in un arco temporale di 6 mesi, da misurare attraverso l'accorciamento della degenza nei reparti per acuti, l'incremento dei ricoveri riabilitativi, l'abbattimento delle liste d'attesa.

1.1 Delta negativo su posti letto pianificati in D.A. 11.1.19	**1**	**2**	**3** **Milestone**	**4**	**5**	**6** **Milestone**	**7**	**8** **Indicatori**	**9**	**10** **Verifica Obiettivi**
Ricognizione	x									
Individuazione sedi	x	x								
Nuove sedi	x	x	x	x						
Risorse umane	x	x	x	x	x					
R. Strutturali	x	x	x	x	x					
R. Tecnologiche	x	x	x	x	x	x	x			
R. Ambientali	x	x	x	x	x	x	x			
Processi	x	x	x	x						
Formazione del personale	x	x	x	x	x	x	x	x	x	x
Aree di Attività	x	x	x	x	x	x	x	x		
Mandato				x	x	x				
Inizio attività							x	x	x	
A regime										X

1.2 Replicazione unità	**1**	**2**	**3**	**4**	**5**	**6**	**7**	**8**	**9**	**10**
Ricognizione	x									
Ispezione sedi	x	x								
Selezione sedi	x	x	x							
Riqualificazione	x	x	x	x	x					
R. Umane	x	x	x	x	x					
R. Strutturali	x	x	x	x	x					
Nuovi Processi	x	x	x	x						
Formazione del personale	x	x	x	x	x	x	x	x	x	x
A regime										x

1.3Atti aziendali	**1**	**2**	**3**	**4**	**5**	**6**	**7**	**8**	**9**	**10**
Verifica	x									
Modificazioni	x	x								
Attuazione	x	x	x							

1.4 Pianificazione centrale	**1**	**2**	**3**	**4**	**5**	**6**	**7**	**8**	**9**	**10**
Assessore Regionale	x	x								
D.G. Assess.	x	x								
Servizio economia e Finanze Assses.	x	x								
D.G. Asp 6	x	x								
D.S. Asp 6	x	x	x							
D.A. Asp 6	x	x								
Servizio economia e Finanze Asp 6			x	x						
R. Umane	x	x	x	x	x					
Strategia	x	x	x	x	x					
Progettazione	x	x	x	X	X					
Nuovi Processi	x	x	x	X	x					

1.5 Carenza di personale sanitario e tecnico	**1**	**2**	**3**	**4**	**5**	**6**	**7**	**8**	**9**	**10**
Ricognizione	x									
Verifica	x	x								
Modificazioni	x	x	x							

1.6 Espletamento concorsi nella P.A.	**1**	**2**	**3**	**4**	**5**	**6**	**7**	**8**	**9**	**10**
Ricognizione	x									
Verifica	x	x								
Modificazioni	x	x	x							

1.7 Adeguamento del personale	**1**	**2**	**3**	**4**	**5**	**6**	**7**	**8**	**9**	**10**
Ricognizione	x									
Verifica	x	x								
Modificazioni	x	x	x							

1.8 Strutture di alta specialità, organizzate per l'alta criticità assistenziale.	**1**	**2**	**3**	**4**	**5**	**6**	**7**	**8**	**9**	**10**
Ricognizione	x									
Verifica	x	x								
Modificazioni	x	x	x							

1.9 Strutture per problemi specifici	**1**	**2**	**3**	**4**	**5**	**6**	**7**	**8**	**9**	**10**
Ricognizione	x									
Verifica	x	x								
Modificazioni	x	x	x							

1.10 Nuova rete riabilitativa Hub e Spoke	**1**	**2**	**3**	**4**	**5**	**6**	**7**	**8**	**9**	**10**
Ricognizione	x									
Verifica	x	x								
Modificazioni	x	x	x							

1.11 Riqualificazione requisiti e competenze	**1**	**2**	**3**	**4**	**5**	**6**	**7**	**8**	**9**	**10**
Ricognizione	x									
Verifica	x	x								
Modificazioni	x	x	x							

1.12 Quantificazione necessità di P.L.\1000 abit.	**1**	**2**	**3**	**4**	**5**	**6**	**7**	**8**	**9**	**10**
Ricognizione	x									
Verifica	x	x								
Modificazioni	x	x	x							

1.13 Sistema informatizzato trasferimento pazienti post acuti.	**1**	**2**	**3**	**4**	**5**	**6**	**7**	**8**	**9**	**10**
Ricognizione	x									
Verifica	x	x								
Modificazioni	x	x	x							

6.2 Azione 2: Carenze quantitative dell'offerta riabilitativa territoriale

Implementazione quantitativa dell'offerta riabilitativa territoriale in Sicilia: potenziamento degli ambulatori territoriali di visita specialistica ed erogazione di trattamenti riabilitativi in un arco temporale di 10 mesi, da misurare attraverso l'incremento dei pazienti trattati sul territorio, l'abbattimento delle liste d'attesa.

2.1 Ridefinizione numero centri ambulatoriali per bacino d'utenza	**1**	**2**	**3**	**4**	**5**	**6**	**7**	**8**	**9**	**10**
Individuazione sedi e distretti.	x									
Nuove sedi	x	x								
Case Mix	x	x								
N° Pazienti trattati	x	x								
Risorse umane	x	x								
Requisiti delle strutture	x	x								
Competenze e Aree di Attività	x	x	x							
Formazione del personale	x	x	x	x	x	x	x	x	x	x
Budget	x	x								

2.2 Pianificazione centrale	**1**	**2**	**3**	**4**	**5**	**6**	**7**	**8**	**9**	**10**
Assessore Regionale	x	x								
D.G. Assess.	x	x								

Servizio economia e Finanze Assses.	x	x								
D.G. Asp 6	x	x								
D.S. Asp 6	x	x	x							
D.A. Asp 6	x	x								
Servizio economia e Finanze Asp 6			x	x						
R. Umane	x	x	x	x	x					
Strategia	x	x	x	x	x					
Progettazione	x	x	x	x	x					
Nuovi Processi	x	x	x	x	x					

2.3 Riqualificazione requisiti e competenze	**1**	**2**	**3**	**4**	**5**	**6**	**7**	**8**	**9**	**10**
Ricognizione	x									
Verifica	x	x								
Modificazioni	x	x	x							

2.4 Carenza di personale sanitario e tecnico	**1**	**2**	**3**	**4**	**5**	**6**	**7**	**8**	**9**	**10**
Ricognizione	x									
Verifica	x	x								
Modificazioni	x	x	x							

2.5 Espletamento concorsi nella P.A.	**1**	**2**	**3**	**4**	**5**	**6**	**7**	**8**	**9**	**10**
Ricognizione	x									
Verifica	x	x								
Modificazioni	x	x	x							

2.6 Adeguamento del personale	**1**	**2**	**3**	**4**	**5**	**6**	**7**	**8**	**9**	**10**
Ricognizione	x									
Verifica	x	x								
Modificazioni	x	x	x							

2.7 Calcolo necessità terapie riabilitative territoriali	**1**	**2**	**3**	**4**	**5**	**6**	**7**	**8**	**9**	**10**
Ricognizione	x									
Verifica	x	x								
Modificazioni	x	x	x							

2.8 Adeguamento dei Budget	**1**	**2**	**3**	**4**	**5**	**6**	**7**	**8**	**9**	**10**
Ricognizione	x									
Verifica	x	x								
Modificazioni	x	x	x							

2.9 Sistema informatizzato trasferimento pazienti post acuti e cronici	**1**	**2**	**3**	**4**	**5**	**6**	**7**	**8**	**9**	**10**
Ricognizione	x									
Verifica	x	x								
Modificazioni	x	x	x							

2.10 Ricognizione Assistenza domiciliare integrate Pubblica e privata accreditata	**1**	**2**	**3**	**4**	**5**	**6**	**7**	**8**	**9**	**10**
Individuazione sedi e distrett.	x									
Nuove sedi	x	x								
Case Mix	x	x								
N° Pazienti trattati	x	x								
Risorse umane	x	x								
Competenze e Aree di Attività	x	x	x							
Formazione del personale	x	x	x	x	x	x	x	x	x	x
Budget	x	x								

2.11 Ricognizione RSA, strutture residenziali e semiresidenziali Pubbliche e private accreditate	**1**	**2**	**3**	**4**	**5**	**6**	**7**	**8**	**9**	**10**
Individuazione sedi e distrett.	x									
Budget	x	x								
Risorse umane	x	x	x							
Nuove sedi	x	x	x	x						
N° Pazienti trattati	x	x	x							
Case Mix	x	x	x							
Requisiti delle strutture	x	x	x	x						
Formazione del personale	x	x	x	x	x	x	x	x	x	x
Competenze e Aree di Attività	x	x	x	x						
Mandato			x	x	x					
Inizio attività			x	x	x					

2.12 Ricognizione strutture sociosanitarie Pubbliche e private accreditate	**1**	**2**	**3**	**4**	**5**	**6**	**7**	**8**	**9**	**10**
Individuazione sedi e distrett.	x									
Budget	x	x								
Risorse umane	x	x	x							
Nuove sedi	x	x	x	x						
N° Pazienti trattati	x	x	x							
Case Mix	x	x	x							
Requisiti delle strutture	x	x	x	x						
Formazione del personale	x	x	x	x	x	x	x	x	x	x
Competenze e Aree di Attività	x	x	x	x						
Mandato			x	x	x					
Inizio attività			x	x	x					

2.13 Strutture ex. Art. 26 Pubbliche e private accreditate	**1**	**2**	**3**	**4**	**5**	**6**	**7**	**8**	**9**	**10**
Ricognizione	x									
Individuazione sedi e distrett.	x	x								
Nuove sedi	x	x	x	x						
Risorse umane	x	x	x	x	x					
R. Strutturali	x	x	x	x	x					
R. Tecnologiche	x	x	x	x	x	x	x			
R. Ambientali	x	x	x	x	x	x	x			
Processi	x	x	x	x						
Formazione del personale	x	x	x	x	x	x	x	x	x	X
Aree di Attività	x	x	x	x	x	x	x	x		
Mandato				x	x	x				
Inizio attività							x	x	x	

6.3 Azione 3: Sviluppo nuovi modelli di assistenza

Sviluppo di nuovi modelli di assistenza sulla base di esperienze extraregionali: introduzione del Day Service ambulatoriale, equipe ospedaliera nelle prime settimane di trasferimento al domicilio.

3.1 Attivazione Day Service Ambulatoriale	**1**	**2**	**3**	**4**	**5**	**6**	**7**	**8**	**9**	**10**
Ridefinizione modelli	x									
Individuazione sedi e distrett.	x	x								
Nuove sedi	x	x	x	x						
Risorse umane	x	x	x	x	x					
R. Strutturali	x	x	x	x	x					
R. Tecnologiche	x	x	x	x	x	x	x			
R. Ambientali	x	x	x	x	x	x	x			
Processi	x	x	x	x						
Formazione del personale	x	x	x	x	x	x	x	x	x	x
Aree di Attività	x	x	x	x	x	x	x	x		
Inizio attività							x	x	x	
Flusso Sdaor				x	x	x				

3.2Definizione PRAC	**1**	**2**	**3**	**4**	**5**	**6**	**7**	**8**	**9**	**10**
Ricognizione	x									
Verifica	x	x								
Modificazioni	x	x	x							

3.3 Creazione flussi SDAOr	**1**	**2**	**3**	**4**	**5**	**6**	**7**	**8**	**9**	**10**
Ricognizione	x									
Verifica	x	x								
Modificazioni	x	x	x							

3.4 Adesione ai nuovi LEA	**1**	**2**	**3**	**4**	**5**	**6**	**7**	**8**	**9**	**10**
Ricognizione	x									
Verifica	x	x								
Modificazioni	x	x	x							

3.5 Formazione e adeguamento personale ai nuovi modelli	**1**	**2**	**3**	**4**	**5**	**6**	**7**	**8**	**9**	**10**
Ricognizione	x									
Verifica	x	x								
Modificazioni	x	x	x							

3.6 Protocolli integrazione università\osp territorio	**1**	**2**	**3**	**4**	**5**	**6**	**7**	**8**	**9**	**10**
Ricognizione	x									
Verifica	x	x								
Protocolli d'intesa	x	x	x							

3.7AttuazioneProgr. SHIFT	**1**	**2**	**3**	**4**	**5**	**6**	**7**	**8**	**9**	**10**
Ridefinizione modello	x									
Organizzazione servizio	x	x								
Individuazione aree e distrett.	x	x	x	x						
Risorse umane	x	x	x	x	x					
R Tecnologiche	x	x	x	x	x	x	x			
Processi	x	x	x	x						
Formazione del personale	x	x	x	x	x	x	x	x	x	x
Inizio attività							x	x	x	
Flussi				x	x	x				

3.8 Creazione equipe di trattamento	**1**	**2**	**3**	**4**	**5**	**6**	**7**	**8**	**9**	**10**
Ricognizione	x									
Verifica	x	x								
Attivazione	x	x	x							

3.9 Adeguemento dei contratti	**1**	**2**	**3**	**4**	**5**	**6**	**7**	**8**	**9**	**10**
Ricognizione	x									
Verifica	x	x								
Modificazioni	x	x	x							

3.10 Sistema informatico trasferimento pazienti acuti	**1**	**2**	**3**	**4**	**5**	**6**	**7**	**8**	**9**	**10**
Ricognizione	x									
Verifica	x	x								
Modificazioni	x	x	x							

3.11 Sistema informatico trasferimento paz. cronici	**1**	**2**	**3**	**4**	**5**	**6**	**7**	**8**	**9**	**10**
Ricognizione	x									
Verifica	x	x								
Modificazioni	x	x	x							

6.4 Azione 4: Incremento qualità offerta e percepita

Incremento della qualità offerta e percepita; attraverso la formazione specialistica riabilitativa del personale medico, infermieristico e tecnico mediante corsi di formazione orientatial case mix, stewardship, tirocini pratici; miglioramento della relazione e della comunicazione dell'epuipe con il paziente ed il care giver,

4.1 Miglioramento qualità della relazione con paziente, care giver e famiglie	**1**	**2**	**3**	**4**	**5**	**6**	**7**	**8**	**9**	**10**
Informazioni su prognosi e possibilità di recupero	x									
Riunioni dell'equipe con i familiari	x	x								
Restituzione a termine dei trattamenti	x	x	x	x						
Coinvolgimento nel P.R.I.	x	x	x	x	x					

4.2 Rinnovamento della formazione specialistica	**1**	**2**	**3**	**4**	**5**	**6**	**7**	**8**	**9**	**10**
Formazione tecnica pratica sul campo	x	x	x	x						
Tirocini ospedalieri e territoriali	x	x	x	x						
Adeguamento agli standard europei	x	x	x	x						
Integrazione università e ospedali	x	x	x	x						
Stewardship	x	x	x	x	x	x	x			

4.3 Miglioramento della comunicazione	**1**	**2**	**3**	**4**	**5**	**6**	**7**	**8**	**9**	**10**
Mail di reparto	x									
Risposte telefoniche	x	x								
Operatore dedicato di segreteria	x	x	x							
Definizione oraria accessi	x	x	x							

4.4 Relazione staff\paziente	**1**	**2**	**3**	**4**	**5**	**6**	**7**	**8**	**9**	**10**
Medici	x									
Infermieri										
Tecnici	x	x								
Amministrativi	x	x	x							

6.5 Azione 5: Informazione e comunicazione

Maggiore informazione sulle attività svolte dalle strutture nel web, attraverso media, social media e carta dei servizi, maggiore coinvolgimento del paziente e del caregiver\familiari nell'attuazione del progetto riabilitativo individuale e del progetto sociale.

5.1 Web	**1**	**2**	**3**	**4**	**5**	**6**	**7**	**8**	**9**	**10**
Aggiornamento siti web aziendali	x									
Indicizzazione nei motori di ricerca	x	x								
Semplicità e chiarezza delle informazioni e contenuti	x	x	x							
Targetizzazione	x	x	x	x						
Parole chiave	x	x	x	x						
Ottimizzazione S.E.O.	x	x	x	x						

Advertising google	x			x			x			x
Aggiornamenti	x	x	x	x	x	x	x	x	x	x
Società di Web marketing	x	x	x	x	x					
Ritorno R.O.I.	x	x	x	x	x	x	x			

5.2 Social media	**1**	**2**	**3**	**4**	**5**	**6**	**7**	**8**	**9**	**10**
Pagine dedicate	x	x	x	x						
Informazioni	x	x	x	x						
Contenuti	x	x	x	x						
Contatti	x	x	x	x						
Indirizzi	x	x	x	x						
Immagini	x	x	x	x						
Logo	x	x	x	x						
Aggiornamenti	x	x	x	x						
Targetizzazione	x	x	x	x						
Parole chiave	x	x	x	x						
Ottimizzazione S.E.O.	x	x	x	x						
Social media manager	x	x	x	x						
Ritorno R.O.I.	x	x	x	x	x	x	x			

5.3 Media	**1**	**2**	**3**	**4**	**5**	**6**	**7**	**8**	**9**	**10**
Televisivi	x			x			x			x
Radiofonici	x	x		x	x		x	x		x
Quotidiani on line	x			x			x			x
Interviste	x			x			x			x
Partecipazioni	x			x			x			x
Programmi orientati	x						x			x

5.4 Cartaceo	1	2	3	4	5	6	7	8	9	10
Carta dei servizi	x									
Quotidiani trad.	x	x	x	x			x			
Opuscoli	x	x			x			x		
Locandine	x	x				x			x	
Targetizzazione	x	x								
Canali di distribuzione	x	x								
R.O.I.	x	x	x							

6.6 Azione 6: Efficientamento e appropriatezza delle prestazioni

Efficientamento ed appropriatezza delle prestazioni nelle strutture eroganti riabilitazione: adesione ai nuovi decreti ministeriali su appropriatezza dei ricoveri attraverso l'adesione ai nuovi decreti ministeriali su appropriatezza dei ricoveri, la modifica o integrazione degli atti aziendali, l'adeguamento ai decreti legge e in particolare: al Decreto Ministeriale 26 settembre 2023, n. 165, "Scheda Dimissione Ospedaliera riabilitativa"; all'accordo Intesa stato regioni 4 agosto 2021 "Linee di indirizzo dei percorsi appropriati nella rete di Riabilitazione"; al D.M. 9 AGOSTO 2021 "Criteri di appropriatezza dell'accesso ai ricoveri di riabilitazione ospedaliera".

6.7 Azione 7: Villa delle Ginestre

Potenziamento, specializzazione e riqualificazione della degenza riabilitativa al piano 1° dell'Ospedale riabilitativo di alta specializzazione, Villa delle Ginestre. Afferente al Dipartimento Riabilitazione – ASP6, Palermo.

STRUTTURA

Le strutture che erogano attività di riabilitazione intensiva in regime di ricovero ospedaliero sono dimensionate per U.O. di almeno 24 p.l. sono inserite nella rete dei servizi di riabilitazione ed operano in stretta integrazione con le strutture di degenza del sistema ospedaliero per i pazienti provenienti dai reparti per acuti, con le strutture di alta specialità riabilitativa, e con le strutture territoriali extra-ospedaliere e residenziali ai fini della definizione e collocazione in un percorso assistenziale appropriato dei pazienti in carico. La degenza è contraddistinta dal codice di disciplina

56 se relativa ad interventi di riabilitazione intensiva, e da diverso codice (28 e 75) nei casi di ammissione al ricovero dei pazienti con postumi di gravi cerebrolesioni e mielolesioni stabilizzati. L'attività di riabilitazione intensiva comprende anche le attività di riabilitazione cardiovascolare e respiratoria (cod. 56) e può comprendere articolazioni interne con sub-unità codice 75 e codice 28. Infatti, nel rispetto della programmazione dell'assessorato regionale e di specifiche esigenze assistenziali possono essere attivate, quali articolazioni interne, unità di riabilitazione integrate a orientamento cardiologico, pneumologico e gravi neurolesi, che per la loro peculiarità necessitano di una specifica organizzazione, e di risorse specialistiche, tecnologiche e riabilitative dedicate.

OSPEDALE RIABILITATIVO VILLA DELLE GINESTRE DI PALERMO, AFFERENTE AL DIPARTIMENTO DI RIABILITAZIONE DELL'ASP 6

MANDATO

Le attività di riabilitazione intensiva in regime di ricovero ospedaliero sono dirette al recupero di disabilità importanti, modificabili, che richiedono un elevato impegno diagnostico e terapeutico comprensivo d'interventi multidisciplinari e multiprofessionali intensivi (almeno 3 ore al giorno di trattamento riabilitativo specifico), che implichino un elevato livello di tutela medico-infermieristica e la necessità di utilizzare attrezzature tecnologicamente avanzate. I pazienti ammissibili alla riabilitazione intensiva ospedaliera sono soggetti affetti da disabilità conseguenti a patologie per i quali sussistono condizioni di modificabilità riabilitativa intrinseca in presenza di instabilità clinica, pur non di tipo critico, che richiede un monitoraggio medico e infermieristico nell'arco delle 24 ore, e in cui l'azione riabilitativa utilizza competenze specifiche che garantiscono:

- l'inquadramento e il monitoraggio clinico;
- la presa in carico globale del paziente con il coinvolgimento del team multiprofessionale;
- l'esecuzione di valutazioni funzionali e strumentali mirate alla stesura di un progetto e di un programma riabilitativo personalizzato;
- la messa in atto della progettualità terapeutico-riabilitativa.
- la messa in atto delle procedure diagnostiche necessarie per l'attuazione del P.R.I.

APPROPRIATEZZA

Il ricovero ordinario in riabilitazione intensiva è appropriato quando si verificano almeno due delle seguenti condizioni:

1) il paziente è affetto da una disabilità complessa, ed è giudicato suscettibile di significativi miglioramenti funzionali durante il ricovero o con la concreta possibilità di recupero neuromotorio e funzionale, che consentono il reinserimento nel proprio contesto familiare;
2) le condizioni del paziente richiedono un ricovero con disponibilità continuativa nelle 24 ore di prestazioni diagnostico-terapeutiche a elevata intensità (da parte del personale medico e sanitario) e un trattamento riabilitativo indifferibile e non erogabile efficientemente in regimi alternativi;
3) il paziente è instabile clinicamente ed è affetto da comorbidità che impongono una tutela medica e infermieristica costante nelle 24 ore;
4) la necessità di assistenza medico-infermieristica è legata all'esigenza di assicurare un nursing riabilitativo complesso in condizioni di sicurezza.

Devono essere definiti con le strutture invianti protocolli di appropriatezza dei ricoveri, in linea con i requisiti previsti dalla programmazione regionale (rete Hub & Spoke).

CRITERI D'ACCESSO, Vedi accordo stato regioni del 4.8.21 e D.M. 9.8.21

PIANO OPERATIVO

6.7.1 RISORSE UMANE E PIANTA ORGANICA (tabella dotazione organica u.o.c. 12 p.l.xlsx***)***

7.1.1 Medici	**1**	**2**	**3**	**4**	**5**	**6**	**7**	**8**	**9**	**10**
Definizione pianta organica	x									
Ricognizione e Verifica	x									
Specializzazioni	x									
Modificazioni	x	x								
Attività concorsuali	x	x	x	x	x					
Integrazione personale carente					x	x	x	x		

7.1.5 Infermieri	**1**	**2**	**3**	**4**	**5**	**6**	**7**	**8**	**9**	**10**
Definizione pianta organica	x									
Ricognizione e Verifica	x									
Attività concorsuali	x	x	x	x	x					
Integrazione personale carente					x	x	x	x		

7.1.5 Tecnici	**1**	**2**	**3**	**4**	**5**	**6**	**7**	**8**	**9**	**10**
Definizione pianta organica	x									
Ricognizione e Verifica	x	x								
Fisioterapisti	x	x								
Terap. Occupazionali	x	x								
Logopedisti	x	x								
Neuropsicologi	x	x								
Neuropsicomotricisti	x	x								
Ass. Sociali	x	x								
Nutrizionista	x	x								
Modificazioni	x	x	x							
Attività concorsuali	x	x	x	x	x					
Integrazione personale carente					x	x	x	x		

7.1.5 O.S.S.	**1**	**2**	**3**	**4**	**5**	**6**	**7**	**8**	**9**	**10**
Definizione pianta organica	x									
Ricognizione e Verifica	x									
Attività concorsuali	x	x	x	x	x					
Integrazione personale carente					x	x	x	x		

7.1.5 Amministrativi	**1**	**2**	**3**	**4**	**5**	**6**	**7**	**8**	**9**	**10**
Definizione pianta organica	x									
Ricognizione e Verifica	x									
Attività concorsuali	x	x	x	x	x					
Integrazione personale carente					x	x	x	x		

DOTAZIONE DI PERSONALE UOC MEDICINA FISICA E RIABILITATIVA COD. 56 VILLA DELLE GINESTRE 12 post ilet to										
	MEDICI		INFERMIERI*		OSS		AUSILIARI		TERAPISTI riabil.	
Coef fient iAsp 6	Coef fP.L.	n°MEDICI	Coef fP.L.	n°INFERMIERI	Coef fP.L.	n°OSS	Coef fP.L.	n°AUSIL.	Coef fP.L.	n°TERAP.
per posto let to	0,18	2,16	0,39	4,68	0,1	1,2	0,25	3	0,175	2,1
LINEE GUIDA REG. SICILIA										
d.a. 14.1.15 *	0,16	1,92	0,5	6						
guri n. 4 del 23.1.15										
Regione Piemonte: Fabbisogno										
Fabbisogno personale			0,39\0,47		0,39\0,47				0,27\0,33	3,96
ospedaliero 15.01.2016										
Regione Sardegna			0,25	3	0,13	1,56				

* Il fabbis. Di personale infermierist co deve essere determinato nella misura necessaria e indispensabile a garant re la turnazione su 3 turni, la fruizione dei riposi fest vi e delle ferie, nonché la gest one di malat e prevedendo un organico minimo di 12 unità (2 inf. a turno\h24)

DOTAZIONE DI PERSONALE UOC NEURORIABILITAZIONE COD. 75** VILLA DELLE GINESTRE 12 post ilet to										
	MEDICI		INFERMIERI		OSS		AUSILIARI		TERAPISTI riabil.	
Coef fient iAsp 6	Coef fP.L.	n°MEDICI	Coef fP.L.	N°INFERMIERI	Coef fP.L.	n°OSS	Coef fP.L.	n°AUSIL.	Coef fP.L.	n°TERAP.
per posto let to	0,18	2,16	0,39	4,68	0,1	1,2	0,25	3	0,175	2,1
LINEE GUIDA REG. SICILIA										
d.a. 14.1.15	0,6	7,2	1	12						
guri n. 4 del 23.1.15										
Regione Piemonte: Fabbisogno										
Fabbisogno personale			0,82	9,84	0,47	5,64			0,76	9,12
ospedaliero 15.01.2016										
Regione Sardegna			0,5	6	0,35	4,2				

** il reparto codice 75 è inserito tra i repart iad alta specialità ai sensi del D.L. 29 gennaio 1992 pubblicato su GURI del 1.2.92

Ilpiano della Riabilitazione D.A. 26\10\2012, pubblicato su GURS il 21.12.12, prevede un minutaggio specif co per l'assistenza nel repart iriabilitat vi.

DOTAZIONE DI PERSONALE UOC VILLA DELLE GINESTRE 12 post ilet to AL GIORNO										
	MEDICI		INFERMIERI		OSS		ass. sociale		TERAPISTI riabil.	
	ore\paz.	n°MEDICI	ore\paz.	h.INFERMIERI	ore\paz.	h.OSS	ore\paz.	h. ass.soci	ore\paz.	h.\TERAP.
CODICE 56	guardia h.12									
	84	4	3,7	44,4	1,6	19,2			3	36
	set tmana									
CODICE 75		6	8	96	2	24	1	12	4	48
								IDROKIN.	0,5	6
								LOGO	1	12
				N° infermieri		N° oss				N° terapist
	cod. 56 E 75	**totale ore\die**	**140,4**	**23,4**	**43,2**	**7,2**			**102**	**17**
TOTALE DOTAZIONE										
PIANTA ORGANICA		**10**		**23**		**7**				**17**
PER 24 P.L. cod 56 e 75										

La dotazione organica della tabella soprastante è quella prevista dal DA. 26\10\12

Standard minimi al di sot to dei quali non è possibile erogare assistenza minimizzando il rischio clinico e la qualità.										
		n°MEDICI		**N° infermieri**		**N° oss**				**N° terapist**
		8		**18**		**6**				**16**

Riferiment ilegislat vi: D.M. 13 set tembre 1988 dotazione personale ospedaliero D. M. 29_gennaio_1992 Repart idi Alta specialità

D.M. 7 maggio 1998 Linee Guida Riabilitazione, D.M. 31 gennaio 2011 -piano-indirizzo-riabilitazione, D. A. 26\10\2012 Il piano della riabilitazione GUR!
D.M. 70 - 2 aprile 2015 def nizione degli standard qualitat vi, strut turali, tecnologici e quant tat vi relat vi all'assistenza ospedaliera

D.M. 22/10/2021 PNRR - Piano di riorganizzazione Terapie intensive esubintensive, ASP 6 190206_Programmazione_Dotazione_Organica_v.1.0_20210

Ai fini della semplificazione e dell'ottimizzazione delle risorse umane e tecnologiche, sarà necessario l'accorpamento delle Unità codice 56 (U.O.C.) con 12 posti letto e codice 75 (U.O.S. come articolazione interna) con 12 posti letto, situate nello stesso piano in contiguità. Verrà così a costituirsi una unica unità operativa suddivisa in 2 ali con personale unico ed unico centro di costo

Il personale in pianta organica addetto alle attività di Degenza a ciclo continuo sarà costituito da:

Direttore U.O.C., Coordinatore infermieristico, Coordinatore personale tecnico.

Medici n° 8 – 10, Specialisti Fisiatri e Neurologi eventuali altri specialisti secondo l'indirizzo di assistenza dato alla degenza.

Infermieri n° 18 – 23 Formati in assistenza riabilitativa e intensiva

Tecnici n° 16 – 17 composti da Fisioterapisti, Terapisti Occupazionali, Logopedisti, Neuropsicologi, Neuropsicomotricisti, Idrokinesiterapista, Psicologi formati in terapia della riabilitazione.

Assistente Sociale n° 1

Nutrizionista n° 1

Operatori socio sanitari n° 6 – 7

Amministrativi n° 3– 4

A Il personale medico sarà dedicato all'assistenza in degenza ordinaria e DH\DS, ambulatoriale, alla diagnostica strumentale e fisiatria interventistica ai rapporti con gli stakeholders per i flussi in entrata e uscita e alla verifica dell'attuazione e raggiungimento degli obiettivi del P.R.I.

B Il personale infermieristico sarà dedicato all'assistenza in degenza in turni h.24 suddivisi in mattina, pomeriggio, notte, composti da 5 unità al mattino, 5 al pomeriggio e 3 la notte, in DH\DS e ambulatori.

C Il personale tecnico della riabilitazione sarà distribuito negli orari tra le 8.00 e le 18.00 al fine di garantire lo svolgimento di almeno 4 ore di terapia riabilitativa al dì, sia in degenza ordinaria e DH\DS, ambulatoriale.

D Assistente sociale e Nutrizionista collaboreranno per le loro competenze allo svolgimento e finalizzazione del progetto riabilitativo individuale, sia in degenza ordinaria e DH\DS, ambulatoriale.

E Gli operatori sociosanitari saranno dedicati all'igiene, nutrizione, supporto all'attività infermieristica, trasporto dei pazienti e di materiali per le attività di degenza in turni h.24 suddivisi in mattina, pomeriggio, notte, composti da 3 unità al mattino, 3 al pomeriggio e 1 la notte, sia in degenza ordinaria e DH\DS, ambulatoriale.

F Il personale amministrativo sarà dedicato alla segreteria, accettazione e CUP interno.

L'attivazione di diversi setting assistenziali come Day Hospital, Day Service e Ambulatori, richiederà un adeguamento delle risorse umane, tecnologiche e ambientali commisurato allo sviluppo delle attività diagnostico\terapeutiche, assistenziali e riabilitative.

6.7.2 DOTAZIONE E REQUISITI MINIMI TECNOLOGICI

- Attrezzatura dedicata per la degenza riabilitativa.
- Attrezzatura dedicata al monitoraggio clinico intensivo dei parametri vitali con eventuale ventilazione

Meccanica e sorveglianza audio\video

- Attrezzatura per la valutazione clinica e diagnostica riabilitativa.
- Attrezzature per la valutazione funzionale e la riabilitazione cardiologica pneumologica e neurologica
- Attrezzature per la valutazione funzionale posturale,e della deambulazione.
- Attrezzature per la valutazione clinica e funzionale della voce e del linguaggio.
- Attrezzatura per la valutazione strumentale logopedica, e la valutazione strumentale della disfagia.
- Attrezzature per la terapia occupazionale.
- Attrezzature per la terapia neuropsicologica.
- Attrezzature di meccanoterapia automatizzata per la riabilitazione ortopedica.
- Attrezzature per la diagnostica elettromiografica ed elettroneurografica.
- Attrezzature per la riabilitazione uro-ginecologica, vescicale e intestinale.
- Attrezzature per il trattamento di fisioterapia strumentale.
- Attrezzature per la riabilitazione Robotica.

- Attrezzature per la piscina e per lo sport.
- Attrezzature di supporto generale per l'assistenza.

AREE DI ATTIVITA'•

- Valutazione delle diverse tipologie di menomazione e disabilità.
- Gestione delle problematiche internistiche.
- Rieducazione neurologica.
- Rieducazione funzionale delle disabilità motorie.
- Rieducazione respiratoria.
- Rieducazione cardiologica.
- Rieducazione vescico-sfinterica.
- Rieducazione gastroenterologica.
- Rieducazione dei linfedemi e vascolare.
- Terapia fisica strumentale Rieducazione delle funzioni cognitive e del linguaggio.
- Rieducazione delle turbe del linguaggio e della comunicazione.
- Rieducazione delle turbe neuropsicologiche e disturbi cognitivi.
- Assistenza psicologica.
- Servizio disfagia clinica e riabilitativa
- Servizio spasticità clinica e riabilitativa
- Servizio di EMG/ENG clinica e riabilitativa.
- Attività protesica e ortesica.
- Terapia occupazionale, logopedia, fisioterapia, Tnpee.
- Trattamento farmacologico e dei problemi internistici.
- Trattamento nutrizionale/dietetico.
- Educazione e addestramento del disabile e dei suoi familiari.
- Assistenza sociale.
- Infermieristica.

7.2.1 Degenza Riabilitativa	1	2	3	4	5	6	7	8	9	10
Monitorizzazione telemetrica parametri vitali\ funzionali.	x	x								
Monitorizzazione NIRS	x	x								
Monitorizzazione video cod.75	x	x								
Rete Wi-Fi	x	x								
Emogasanalisi	x	x								
Computers per cartella elettronica e S.T.U.	x	x								
Strumenti per la sterilizzazione	x	x								
Defibrillatore	x	x								
Ventilatori	x	x								
Apparecchio alti flussi	x	x								
Assistente tosse ed EFA	x	x								
Materassi antidecubito aria c.	x	x								
Sollevamalati con bilancia	x	x								
Irrigatore intestinale	x	x								
VAC therapy	x	x								
Aspiratori	x	x								
Attrezz. per Doccia, shampoo	x	x								
Attrezzature per igiene orale	x	x								
Piscina	x	x								
Sport	x	x								
Supporto generale	x	x								
Ricognizione e Verifica elettrica	x	x								
Adeguamenti	x	x	x							
Acquisti	x	x	x	x	x	x				
Formazione del personale	x	x	x	x	x	x	x	x	x	

7.2.2 Diagnostica strumentale	**1**	**2**	**3**	**4**	**5**	**6**	**7**	**8**	**9**	**10**
Colonna endoscopica laringo\br	x	x								
Ecografo Carrellato	x	x								
Urodinamica e flussimetria	x	x								
Posturografo e stabilometria	x	x								
Elettromiografo e potenz. Evoc.	x	x								
Elettroencefalografo	x	x								
Laboratorio analisi movimento	x	x								
Impedenziometro	x	x								
Ricognizione e verifica elettrica	x	x								
Adeguamenti	x	x	x							
Acquisti	x	x	x	x	x	x				
Formazione del personale	x	x	x	x	x	x	x	x	x	

7.2.3 Interventistica	**1**	**2**	**3**	**4**	**5**	**6**	**7**	**8**	**9**	**10**
Elettroneurostimolatore	X									
Ecografo Portatile										
Ricognizione e Verifica elettrica	x	x								
Adeguamenti	x	x	x							
Acquisti	x	x	x	x	x	x				
Formazione del personale	x	x	x	x	x	x	x	x	x	

7.2.4 Tecnologie riabilitative	**1**	**2**	**3**	**4**	**5**	**6**	**7**	**8**	**9**	**10**
Fisioterapia strumentale	x	x								
Meccanoterapia automatizzata	x	x								
Tapis roulant con BWS	x	x								
Cicloergometri	x	x								
Esoscheletro	x	x								
Attrezzat. Robotiche (Glorhea)	x	x								
Biofeedback	x	x								

Elettrostimolatore faringeo	x	x								
Novafon	x	x								
Jaw opening force, tongue pres	x	x								
Comunicatori comando oculare	x	x								
Comunicatori Pad digitale	x	x								
Neuromodulazione TDCS, TMS	x	x								
Mindlenses	x	x								
Pedana propriocettiva equilibri	x	x								
Hunova	x	x								
Ricognizione e Verifica elettrica	x	x								
Adeguamenti	x	x	x							
Acquisti	x	x	x	x	x	x				
Formazione del personale	x	x	x	x	x	x	x	x	x	

6.7.3 REQUISITI MINIMI STRUTTURALI E DOTAZIONE MINIMA DEGLI AMBIENTI

Al fine di ottimizzare la rete regionale integrata di riabilitazione intensiva di alta specialità e facilitare la dimissione o il trasferimento dei pazienti con gravi lesioni cerebrali e mielolesione stabilizzate nelle strutture di riabilitazione intensiva più vicine al luogo di residenza, e garantire nel contempo la continuità assistenziale e riabilitativa, una quota di p.l. della U.O. di riabilitazione intensiva, non inferiore al 10% per modulo operativo sub-intensivo, possono essere dedicati come articolazione interna della stessa unità operativa rispettivamente:

1) ai ricoveri dei pazienti gravi cerebrolesi e medullolesi stabilizzati trasferiti dalle strutture di alta specialità riabilitativa, e codificati con il codice della specialità di provenienza (cod. 28 e cod. 75);
2) ai ricoveri dei pazienti con gravi disabilità neurologiche, ortopediche, pneumologiche e/o cardiologiche codificati con il codice 56. Tale tipologia di pazienti va seguita, ove possibile nelle U.O. specialistiche di riferimento e l'equipe sarà coordinata dallo specialista cardiologo o pneumologo con specifica formazione riabilitativa e dal team dell'U.O. di riabilitazione di riferimento.

Area degenza riabilitativa intensiva con postazioni di monitoraggio clinico e video dedicati ai p.l. dei moduli sub intensivi di riabilitazione gravi cerebrolesi e medullolesi e/o moduli di riabilitazione cardiologia e/o pneumologica.

- Aree destinate alle attività specifiche di riabilitazione.
- Aree destinate alle attività specifiche di diagnostica strumentale e interventistica.
- Aree destinate alle attività specifiche ambulatoriali.
- Palestre e piscina.
- Aree polifunzionali destinate alle attività in gruppo e di socializzazione.
- Laboratori specifici.
- Cucina o casa domotica per terapia occupazionale.
- Day Hospital Day service.

7.3.1Aree dedicate	**1**	**2**	**3**	**4**	**5**	**6**	**7**	**8**	**9**	**10**
Area degenza intensiva	x	x								
Area degenza Sub-intensiva	x	x								
Spogliatoi personale	x	x								
Area accettazione e ricovero	x	x								
Aree di supporto	x	x								
Magazzino	x	x								
Medicheria	x	x								
Sala Medici	x	x								
Infermeria	x	x								
Stanza primario	x	x								
Riabilitazione neuromotoria	x	x								
Rieducazione funzionale	x	x								
Riabilitazione robotica	x	x								
Terapia Occupazionale	x	x								
Riabilitazione nutrizionale	x	x								
Riabilitazione respiratoria	x	x								
Riabilitazione cardiovascolare	x	x								
Riabilitazione urologica e pavimento pelvico	x	x								
Diagnostica strum.\valutaz.funz	x	x								
Fisiatria Interventistica	x	x								
Riabilitazione Logopedica e disturbi della deglutizione	x	x								
Riabilitazione Neuropsicologica e turbe cognitive	x	x								
Riabilitazione età evolutiva	x	x								

Ricognizione e Verifica	x	x								
Modificazioni e adeguamenti	x	x	x	x						
Organizzazione delle aree	x	x	x	x	x					
Integrazione carenze	x	x	x	x	x	x	x	x		

7.3.2 Spazi e aree polifunzionali	**1**	**2**	**3**	**4**	**5**	**6**	**7**	**8**	**9**	**10**
Area di socializzazione e attività in gruppo	x	x								
Area ricreativa, sportiva e per altre attività tematiche	x	x								
Area laboratori specifici	x	x								
Area Arteterapia e Teatroterapia	x	x								
Area terapie di altro genere	x	x								
Aree generali e di supporto (sanitarie e amministrative).	x	x								
Segreteria di reparto e struttura	x	x								
CUP interno	x	x								
Ricognizione e Verifica	x	x								
Modificazioni e adeguamenti	x	x	x	x						
Organizzazione delle aree	x	x	x	x	x					
Integrazione carenze	x	x	x	x	x	x	x	x		

7.3.3 Ambulatori	**1**	**2**	**3**	**4**	**5**	**6**	**7**	**8**	**9**	**10**
Fisiatria Diagnostica	x	x								
Fisiatria Interventistica	x	x								
Terapia del dolore	x	x								
Urologia diagnostica e terapia	x	x								
Logopedia	x	x								
Psicologia e Neuropsicologia	x	x								
Nutrizione clinica	x	x								
Neuropsichiatria infantile	x	x								
Neuropsicomotricità	x	x								
Pneumologia, Cardiologia	x	x								

DSA e disturbi pervasivi dello sviluppo	x	x								
Amputazioni	x	x								
Ausili, tutori, protesi	x	x								
Ricognizione e Verifica	x	x								
Modificazioni e adeguamenti	x	x	x	x						
Organizzazione delle aree	x	x	x	x	x					
Integrazione carenze	x	x	x	x	x	x	x	x		

7.3.4 Palestre	**1**	**2**	**3**	**4**	**5**	**6**	**7**	**8**	**9**	**10**
Terapie in gruppo	x	x								
Terapie individuali	x	x								
Spogliatoi										
Ricognizione e Verifica	x	x								
Modificazioni e adeguamenti	x	x	x	x						
Organizzazione delle aree	x	x	x	x	x					
Integrazione carenze	x	x	x	x	x	x	x	x		

7.3.5 Piscina	**1**	**2**	**3**	**4**	**5**	**6**	**7**	**8**	**9**	**10**
Spogliatoi	x	x								
Docce	x	x								
Locali riscaldamento acqua	x	x								
Ricognizione e Verifica	x	x								
Modificazioni e adeguamenti	x	x	x	x						
Organizzazione delle aree	x	x	x	x	x					
Integrazione carenze	x	x	x	x	x	x	x	x		

7.3.6 Cucina o casa domotica e terapia occupazionale	**1**	**2**	**3**	**4**	**5**	**6**	**7**	**8**	**9**	**10**
Collaborazione Fac. Ingegneria	x	x								
Individuazione area	x	x								
Progettazione			x	x	x					
Realizzazione				x	x	x	x	x	x	x
Adeguamenti								x	x	x
Formazione del personale	x	x	x	x	x	x	x	x	x	x

7.3.7 Day Hospital Riabilitativo e Day Service	**1**	**2**	**3**	**4**	**5**	**6**	**7**	**8**	**9**	**10**
Area Accettazione e ricovero	x	x								
Area diagnosi e terapia	x	x								
Ricognizione e Verifica	x	x								
Modificazioni e adeguamenti	x	x	x	x						
Organizzazione delle aree	x	x	x	x	x					
Integrazione carenze	x	x	x	x	x	x	x	x		

6.7.4 PROCESSI E ORGANIZZAZIONE

Per ogni paziente preso in carico affetto da disabilità viene stilato, da parte del team multiprofessionale, il progetto riabilitativo individuale comprensivo di uno o più programmi attuativi, che devono essere chiaramente documentati nella cartella clinica riabilitativa (preferibilmente informatizzata), alla cui redazione collaborano i componenti del team, ciascuno per le proprie competenze professionali. La cartella clinica, deve contenere, quale set minimo di dati: l'individuazione e valutazione dello spettro di menomazioni e disabilità (funzioni cognitive, motorie, respiratorie, cardiologiche,deglutizione, ausili per l'autonomia, controllo degli aspetti nutrizionali, supporto psicologico, ecc.), del relativo gradiente di modificabilità, gli obiettivi individuati e i risultati attesi, l'individuazione degli strumenti terapeutici più idonei, gli obiettivi e i risultati raggiunti. Deve essere prevista la misurazione dei miglioramenti e del raggiungimento degli obiettivi funzionali, attraverso l'utilizzo di scale di valutazione validate e/o riconosciute dalle società scientifiche di riferimento.

Ai fini di una confrontabilità dei risultati è opportuno l'uso di scale di valutazione per il monitoraggio del recupero funzionale, come previsto nel nuovo flusso C della SDO riabilitativa, e l'utilizzazione della classificazione internazionale del funzionamento, della disabilità e della salute (ICF – versione italiana) che permettano un confronto nazionale ed internazionale dei dati. La valutazione funzionale è prodotta da ogni professionista del team per quanto di sua competenza, secondo la normativa vigente. Per ogni utente dimesso o trasferito in altra struttura, deve essere redatta una relazione scritta secondo protocolli definiti e scale di valutazione multidimensionali, che identifichino, nell'ottica della continuità assistenziale ospedale-territorio, il percorso riabilitativo ed il carico assistenziale successivo, nonché la necessità di ausili, protesi e ortesi per il miglioramento delle ADL.

7.4.1 Organizzazione	1	2	3	4	5	6	7	8	9	10
Direttore UOC	x	x								
Gestione budget	x	x	x	x	x	x	x	x	x	x
Costi e ricavi	x	x	x	x	x	x	x	x	x	x
Gestione e acqusizione risorse umane	x	x	x	x	x	x	x	x	x	x
Gestione e acquisizione risorse strumentali Acquisizione comodati d'uso	x	x	x	x	x	x	x	x	x	x
Organizzazione formazione	x			x			x			x
Rapporti con istituzioni Rapporti con Stakeholders	x x	x x	x x	x x			x x			x x
Pianificazione strategica	X	x								
Gestione privacy	x	x	x			x			x	
Linee guida e protocolli	x	x	x			x			x	
Organizzazione attività	x	x								
Monitorizzazione attività	x	x	x	x	x	x	x	x	x	x
Prevenzione rischio clinico	x	x								
Sorveglianza rischio clinico	x	x	x	x	x	x	x	x	x	x
Organizzazione flussi	x	x								
Monitoraggio flussi Controllo cartelle cliniche	x	x	x	x	x	x	x	x	x	x
Monitor. e valutazione esiti	x	x								

Organizzazione e controllo della comunicazione	x	x	x	x	x	x	x	x	x	x
Progettualità e PSN	x			x			x			x
Coordinatore infermieristico	x	x								
Gestione risorse umane	x	x	x	x	x	x	x	x	x	x
Gestione risorse strumentali Gestione magazzino Gestione farmacia di reparto Verifiche scadenze Controlli periodici apparecch Sorveglianza igiene sanificazione ambientale	x	x	x	x	x	x	x	x	x	x
Coordinatore terapisti	x	x								
Gestione risorse umane	x	x	x	x	x	x	x	x	x	x
Gestione risorse strumentali Gestione magazzino ortesi, protesi, ausili. Controlli periodici apparecch	x	x	x	x	x	x	x	x	x	x
Calendario servizi all'utenza Questionario soddisfazione	x	x	x	x	x	x				
Attività mediche	x	x								
Orari di servizio	x	x	x							
Ore per formazione interna	x	x		x			x			x

Assegnazione ai servizi	x	x	x	x						
Attività Infermieristiche	x	x								
Orari di servizio	x	x	x							
Ore per formazione interna	x	x		x			x			x
Assegnazione ai servizi	x	x	x	x						
Attività personale tecnico	x	x								
Orari di servizio	x	x	x							
Ore per formazione interna	x	x		x			x			x
Assegnazione ai servizi	x	x	x	x						
Attività personale OSS	x	x								
Orari di servizio	x	x	x							
Ore per formazione interna	x	x		x			x			x
Assegnazione ai servizi	x	x	x	x						
Attività amministrativa	x	x								
Relazioni con il pubblico	x	x	x	x	x	x	x	x	x	x
Gestione comunicazione	x	x	x	x	x	x	x	x	x	x
Orari di servizio	x	x	x							
Ore per formazione interna	x	x		x			x			x
Assegnazione ai servizi	x	x	x	x						
Modificazioni e flessibilità	x	x	x	x	x	x	x	x	x	x

7.4.2 Aggregazione subunità codice 75	**1**	**2**	**3**	**4**	**5**	**6**	**7**	**8**	**9**	**10**
Delibera D.G.	x									
Unificazione personale	x									
Uniformazione delle attività	x	x								
Differenziazioni specificità	x	x								
Gestione unificata	x	x	x							

7.4.3 Day Hospital	**1**	**2**	**3**	**4**	**5**	**6**	**7**	**8**	**9**	**10**
Delibera D.G.	x									
Assegnazione del personale	x	x								
Individuazione aree	x									
Organizzazione aree	x	x	x							
Organizzazione attività	x	x								
Attivazione servizio				x						

7.4.2 Day Service\ambulatori	**1**	**2**	**3**	**4**	**5**	**6**	**7**	**8**	**9**	**10**
Delibera D.G.	x									
Assegnazione del personale	x	x								
Individuazione aree	x									
Organizzazione aree	x	x	x							
Organizzazione attività	x	x								
Attivazione servizio				x						

6.7.5 MATRICE DELLE RESPONSABILITA'. IL DIRETTORE DELL'UOC

Il primario è il responsabile delle attività indicate nel crono programma di Gantt, le attività a gestione diretta saranno: Gestione budget programmazione di costi e ricavi a preventivo e a consuntivo; la Gestione delle risorse umane con risoluzione delle conflittualità e delle gratificazioni; l'acquisizione e gestione delle risorse strumentali; l'Organizzazione della formazione aziendale ed esterna e la verifica dei crediti ECM; la gestione dei Rapporti con le istituzioni e le altre aziende sanitarie, la gestione dei rapporti con gli Stakeholders e le aziende che operano in sanità; la Pianificazione strategica degli sviluppi futuri e la sua condivisione con il personale; la Gestione della privacy, l'applicazione delle Linee guida ministeriali validate e la compilazione di protocolli interni di comportamento; l' Organizzazione delle attività assistenziali e la loro monitorizzazione; la Prevenzione e sorveglianza del rischio clinico e la gestione delle conflittualità medico legali; l' Organizzazione e monitoraggio dei flussi, ed il reporting trimestrale; il controllo dell'appropriatezza dei ricoveri e del rapporto efficacia efficienza dei trattamenti praticati, il monitoraggio e la valutazione degli esiti; l'Organizzazione e controllo della comunicazione interna e della comunicazione esterna, la diffusione e promozione delle attività svolte; l'organizzazione di corsi e congressi di aggiornamento professionale; la progettualità di Piano Sanitario Nazionale e attuale e futura; l'aggiornamento e verifica elettrica delle apparecchiature elettroniche e digitali; l'aggiornamento normativo e la flessibilità operativa. Sarà inoltre responsabile della turnistica e dell'assegnazione del personale medico ai servizi e attività disponibili nell'offerta riabilitativa di Villa delle Ginestre; delle gestione delle ferie e dei permessi. Dovrà inoltre verificare l'aderenza alle linee guida e la corretta applicazione dei protocolli interni.

IL COORDINATORE INFERMIERISTICO

Avrà la responsabilità della Gestione delle risorse umane infermieristiche e di operatori socio sanitari; della turnistica e dell'assegnazione del personale infermieristico ed O.S.S. ai servizi e attività disponibili nell'offerta riabilitativa di Villa delle Ginestre; delle gestione delle ferie e dei permessi; della manutenzione e gestione delle risorse strumentali in dotazione; della Gestione del magazzino e della farmacia di reparto; dell'approvvigionamento dei beni di consumo e dei presidi; della verifica delle scadenze programmate; delle procedure per la riparazione delle apparecchiature o delle strutture ed ambienti; dei controlli e verifiche elettriche periodiche degli apparecchi in dotazione. Dovrà inoltre verificare l'aderenza alle linee guida e la corretta applicazione dei protocolli interni. Coordinerà e Vigilerà sull'adeguata pulizia, igiene e sanificazione degli ambienti segnalando le criticità.

IL COORDINATORE DEI PROFESSIONISTI DELLA RIABILITAZIONE

Avrà la responsabilità della gestione delle risorse umane multi professionali e tecniche della riabilitazione; della turnistica e dell'assegnazione del personale ai servizi e attività disponibili nell'offerta riabilitativa di Villa delle Ginestre; delle gestione delle ferie e dei permessi; della manutenzione e gestione delle risorse strumentali in dotazione; della gestione del magazzino protesi, ortesi, tutori e ausili; dell'approvvigionamento dei beni di consumo e dei presidi; della verifica delle scadenze programmate; delle procedure per la riparazione delle apparecchiature; dei controlli e verifiche elettriche periodiche degli apparecchi in dotazione. Dovrà inoltre verificare l'aderenza alle linee guida e la corretta applicazione dei protocolli interni.

IL PERSONALE MEDICO

I medici dovranno attenersi ai turni di servizio pianificati e comunicare tempestivamente la possibilità di cambio turno e le ferie, destinerà parte dell'orario di servizio alla formazione interna pianificata, prendendo parte alla pianificazione e organizzazione. Il personale medico sarà responsabile delle attività di diagnosi e terapia ed assistenziali ai pazienti in degenza ordinaria o diurna, in day service e ambulatorio; della terapia farmacologica, nutrizionale, infusionale delle prescrizioni e delle somministrazioni della terapia fisiatrica interventistica e riabilitativa; della gestione e sostituzione dei device invasivi: delle riunioni d'equipe settimanali e delle riunioni d'equipe con i familiari e il care giver; delle relazioni con i familiari, della comunicazione delle informazioni e della prognosi riabilitativa; dei rapporti con il personale infermieristico, OSS e tecnico della riabilitazione; dell'aggiornamento professionale esterno ECM; dei turni di guardia e di reperibilità. Contribuiranno, con le loro professionalità, all'osservanza di linee guida e protocolli e al mantenimento dell'asepsi, all'utilizzo di dispositivi di protezione individuale laddove indicati.

IL PERSONALE INFERMIERISTICO

Gli infermieri dovranno attenersi ai turni di servizio pianificati e comunicare tempestivamente la possibilità di cambio turno e le ferie, destinerà parte dell'orario di servizio alla formazione interna pianificata e stewardship, partecipando alla pianificazione e organizzazione. Il personale infermieristico sarà responsabile delle attività assistenziali dirette ai pazienti in degenza ordinaria o diurna, in day service e ambulatorio; della somministrazione della terapia farmacologica; della monitorizzazione e registrazione dei parametri vitali quotidiani; della somministrazione di terapie speciali come trasfusioni di sacche di emoderivati, somministrazione di nutrizione parenterale o enterale, della gestione delle pompe di infusione di farmaci, delle pompe di nutrizione, delle pompe elastomeriche antalgiche;

della gestione, igiene e disinfezione dei device quali cannule tracheostomiche, sonde gastrostomiche o digiunali, sondini nasogastrici, cateteri vescicali, sonde rettali e sistemi di lavaggio colico, dei cateteri arteriosi e venosi centrali o periferici e di device endovascolari a lunga permanenza come PICC e Midline, della somministrazione e applicazione di terapie topiche; delle periodiche variazioni di decubito dei pazienti allettati e della profilassi delle lesioni da decubito, del trattamento delle medicazioni, sotto supervisione medica, delle ulcere da pressione e delle ferite chirurgiche e di presidi tecnologici per il loro trattamento (VAC therapy), della gestione degli sfinteri e dell'educazione all'autonomia all'utilizzo di device per la gestione sfinterica. Parteciperà alle riunioni d'equipe settimanali e alle riunioni d'equipe con i familiari e il care giver; curerà buone relazioni con i familiari, e con il personale medico, OSS e tecnico della riabilitazione. Contribuiranno, con le loro professionalità, all'osservanza di linee guida e protocolli e al mantenimento dell'asepsi, all'utilizzo di dispositivi di protezione individuale laddove indicati.

IL PERSONALE PROFESSIONISTA DELLA RIABILITAZIONE

i Fisioterapisti eseguiranno le valutazioni funzionali utilizzando scale di valutazione scientificamente validate e la terapia riabilitativa indicata sfruttando le proprie capacità professionali ed inclinazioni, utilizzando anche le apparecchiature tecnologiche e robotiche in dotazione ai fini dell'attuazione del progetto riabilitativo individuale e del raggiungimento degli obbiettivi di recupero motorio e funzionale del paziente o dei gruppi, nei diversi setting assistenziali. Riporteranno le valutazioni e le attività svolte nella cartella riabilitativa, compilando la scheda di programma riabilitativo giornaliero. Contribuiranno, con le loro professionalità, all'osservanza di linee guida e protocolli e al mantenimento dell'asepsi, all'utilizzo di dispositivi di protezione individuale laddove indicati. Parteciperanno alle riunioni d'equipe settimanali e alle riunioni d'equipe con i familiari e il care giver; curerà buone relazioni con i familiari, e con il personale medico, OSS e tecnico della riabilitazione.

I Logopedisti eseguiranno le valutazioni logopediche utilizzando scale di valutazione e di testistica scientificamente validate , la terapia riabilitativa indicata sfruttando le proprie capacità professionali ed inclinazioni, utilizzando anche le apparecchiature tecnologiche e digitali in dotazione ai fini dell'attuazione del progetto riabilitativo individuale e del raggiungimento degli obbiettivi di recupero delle abilità comunicative, le abilità deglutitorie e le prassie bucco-linguo-facciali, l'evoluzione dei D.S.A e dei disturbi pervasivi dello sviluppo, del paziente o dei gruppi, sia adulti che in età evolutiva, nei diversi setting assistenziali. Riporteranno le valutazioni e le attività svolte nella cartella riabilitativa, compilando la scheda di programma riabilitativo giornaliero. Contribuiranno, con le loro professionalità, all'osservanza di linee guida e protocolli e al mantenimento dell'asepsi, all'utilizzo di dispositivi di protezione individuale laddove indicati. Parteciperanno alle riunioni d'equipe settimanali e alle riunioni d'equipe con i familiari e il care giver; curerà buone relazioni con i familiari, e con il personale medico, OSS e tecnico della riabilitazione.

I terapisti occupazionali eseguiranno le valutazioni occupazionali utilizzando scale di valutazione scientificamente validate, la terapia riabilitativa indicata sfruttando le proprie capacità professionali ed inclinazioni, utilizzando anche le apparecchiature tecnologiche e robotiche in dotazione ai fini dell'attuazione del progetto riabilitativo individuale e del raggiungimento degli obbiettivi di autonomia nelle attività della vita quotidiana (ADL), le abilità deglutitorie e le prassie bucco-linguo-facciali del paziente o dei gruppi, nei diversi setting assistenziali. Riporteranno le valutazioni e le attività svolte nella cartella riabilitativa, compilando la scheda di programma riabilitativo giornaliero. Contribuiranno, con le loro professionalità, all'osservanza di linee guida e protocolli e al mantenimento dell'asepsi, all'utilizzo di dispositivi di protezione individuale laddove indicati. Parteciperanno alle riunioni d'equipe settimanali e alle riunioni d'equipe con i familiari e il care giver; curerà buone relazioni con i familiari, e con il personale medico, OSS e tecnico della riabilitazione.

I Neuropsicologi eseguiranno le valutazioni cognitive utilizzando scale di valutazione e di testistica scientificamente validate , la terapia riabilitativa indicata sfruttando le proprie capacità professionali ed inclinazioni, utilizzando anche le apparecchiature tecnologiche e digitali in dotazione ai fini dell'attuazione del progetto riabilitativo individuale e del raggiungimento degli obbiettivi di recupero delle abilità cognitive, comportamentali e relazionali del paziente o dei gruppi, sia adulti che in età evolutiva, nei diversi setting assistenziali. Riporteranno le valutazioni e le attività svolte nella cartella riabilitativa, compilando la scheda di programma riabilitativo giornaliero. Contribuiranno, con le loro professionalità, all'osservanza di linee guida e protocolli e al mantenimento dell'asepsi, all'utilizzo di dispositivi di protezione individuale laddove indicati. Parteciperanno alle riunioni d'equipe settimanali e alle riunioni d'equipe con i familiari e il care giver; curerà buone relazioni con i familiari, e con il personale medico, OSS e tecnico della riabilitazione.

Lo psicologo clinico seguirà i pazienti, i familiari e i care giver fornendo terapia di supporto, counseling e colloqui brevi. Coadiuverà nel recupero delle abilità psicologiche, comportamentali e relazionali del paziente o dei gruppi, nei diversi setting assistenziali. Riporterà le valutazioni e le attività svolte nella cartella riabilitativa, compilando la scheda di programma riabilitativo giornaliero. Contribuirà, con le loro professionalità, all'osservanza di linee guida e protocolli e al mantenimento dell'asepsi, all'utilizzo di dispositivi di protezione individuale laddove indicati. Parteciperà alle riunioni d'equipe settimanali e alle riunioni d'equipe con i familiari e il care giver; curerà buone relazioni con i familiari, e con il personale medico, OSS e tecnico della riabilitazione.

Il neuropsicomotricista seguirà i pazienti in età evolutiva, eseguendo le valutazioni progressive, utilizzando scale di valutazione e di testistica scientificamente validate. Fornirà la terapia riabilitativa indicata sfruttando le proprie capacità professionali ed inclinazioni, utilizzando anche le apparecchiature tecnologiche e digitali in dotazione, ai fini dell'attuazione del progetto riabilitativo individuale e del raggiungimento degli obbiettivi di recupero delle abilità cognitive, comportamentali e relazionali del paziente o dei gruppi, sia adulti che in età evolutiva, nei diversi setting assistenziali. Riporteranno le valutazioni e le attività svolte nella cartella riabilitativa, compilando la scheda di programma riabilitativo giornaliero. Contribuirà, con le loro professionalità, all'osservanza di linee guida e protocolli e al mantenimento dell'asepsi, all'utilizzo di dispositivi di protezione individuale laddove indicati. Parteciperà alle riunioni d'equipe settimanali e alle riunioni d'equipe con i familiari e il care giver; curerà buone relazioni con i familiari, e con il personale medico, OSS e tecnico della riabilitazione.

Il nutrizionista seguirà i pazienti fornendo screening e valutazioni nutrizionali adattati alle necessità cliniche e nutrizionali del paziente, utilizzando scale scientificamente validate. Curerà i rapporti con le cucine per la scelta e compilazione delle diete e la modificazione delle consistenze dei nutrienti per i pazienti disfagici. Eseguirà esami strumentali d'impedenzometria e calcolo della massa grassa e della massa magra. Valuterà gli stati nutrizionali dei pazienti e il calcolo del Body Mass Index. Coadiuverà nel recupero delle abilità nutrizionali e nella monitorizzazione dell'assunzione di liquidi e nutrienti completi del paziente o dei gruppi, nei diversi setting assistenziali. Riporterà le valutazioni e le attività svolte nella cartella riabilitativa, compilando la scheda di programma riabilitativo giornaliero. Contribuirà, con le loro professionalità, all'osservanza di linee guida e protocolli e al mantenimento dell'asepsi, all'utilizzo di dispositivi di protezione individuale laddove indicati. Parteciperà alle riunioni d'equipe settimanali e alle riunioni d'equipe con i familiari e il care giver; curerà buone relazioni con i familiari, e con il personale medico, OSS e tecnico della riabilitazione.

L'assistente sociale seguirà i pazienti, i familiari e i care giver fornendo i supporto, counseling e colloqui brevi. Coadiuverà nel recupero delle abilità sociali e lavorative del paziente o dei gruppi, nei diversi setting assistenziali. Riporterà le valutazioni e le attività svolte nella cartella riabilitativa, compilando la scheda di programma riabilitativo giornaliero. Si occuperà degli aspetti legati all'amministrazione di sostegno e al collocamento del paziente alla dimissione nel setting successivo più appropriato coadiuvando l'organizzazione dei trattamenti domiciliari in regime di A.D.I. semplice o palliativa. gestirà i casi socialmente complessi nei rapporti con le istituzioni ed il territorio. Contribuirà, con le loro professionalità, all'osservanza di linee guida e protocolli ed al mantenimento dell'asepsi, all'utilizzo di dispositivi di protezione individuale laddove indicati. Parteciperà alle riunioni d'equipe settimanali e alle riunioni d'equipe con i familiari e il care giver; curerà buone relazioni con i familiari, e con il personale medico, OSS e tecnico della riabilitazione.

GLI OPERATORI SOCIOSANITARI

Si occuperanno dell'igiene del malato in tutti i suoi aspetti, cureranno l'igiene orale bi quotidianamente, l'igiene intima, la doccia e lo shampoo e la cura globale dell'aspetto del malato nel rispetto della sua dignità. Si occuperanno di nutrire per via orale quei pazienti senza disturbi della deglutizione, che non sono abili a nutrirsi in autonomia ed insieme al terapista occupazionale coadiuveranno il recupero delle abilità di nutrirsi in autonomia o con minimo aiuto, utilizzare i servizi igienici in autonomia o con minimo aiuto e curare l'igiene personale in autonomia o con minimo aiuto. Coadiuveranno l'infermiere nei cambi posturali a letto, nella medicazione di lesioni da pressione. Si occuperanno di mantenere in ordine gli ambienti e della sanificazione delle apparecchiature non monouso. Coadiuveranno, laddove necessario, gli addetti alla pulizia e sanificazione dei locali del reparto. Contribuiranno, con le loro professionalità, all'osservanza di linee guida e protocolli e al mantenimento dell'asepsi, all'utilizzo di dispositivi di protezione individuale laddove indicati. Parteciperà alle riunioni d'equipe settimanali e alle riunioni d'equipe con i familiari e il care giver; curerà buone relazioni con i familiari, e con il personale medico, OSS e tecnico della riabilitazione. Vigilerà sulla adeguata pulizia, igiene e sanificazione degli ambienti segnalando le criticità.

IL PERSONALE AMMINISTRATIVO

Si occuperà delle relazioni con il pubblico telefoniche, mail e di sportello; della attuazione delle direttive sulla comunicazione e sulla privacy, rispettando gli orari di servizio confacenti alle necessità dell'utenza. Seguiranno corsi di formazione sulla comunicazione e parteciperanno alla formazione interna. La segreteria di reparto seguirà insieme al coordinatore infermieristico, la correttezza e completezza della documentazione anagrafica e anamnestica del paziente in ingresso, seguiranno le liste d'attesa chiamando i pazienti per i trattamenti in regime di ricovero o ambulatoriale e spigando la documentazione necessaria da esibire o consegnare, daranno indicazioni sui regolamenti interni e sulle disposizioni in materia di protocolli. Consegneranno opuscoli informativi sulle attività della UOC. La segreteria del day hospital\day service e degli ambulatori, svolgerà i medesimi compiti avendo cura dell'apposizione delle firme dei pazienti o dei care givers negli appositi campi. Il CUP interno si occuperà della prenotazione di prestazioni specialistiche o di trattamenti ambulatoriali, riceverà le richieste d'inserimento in lista d'attesa e ne attueranno e verificheranno l'inserimento. SI occuperanno della verifica dell'appropriata compilazione delle ricette, del pagamento dei ticket e della custodia di cassa. Coadiuveranno, laddove necessario, il personale dell'UOC al raggiungimento degli obiettivi di salute e alla diffusione delle informazioni. Contribuiranno alla ricerca e attuazione dei progetti di PSN. Parteciperanno all'osservanza di linee guida e protocolli ed al mantenimento dell'asepsi, all'utilizzo di dispositivi di protezione individuale laddove indicati.

COMPETENZE NECESSARIE DEL PRESIDIO OSPEDALIERO

- Diagnostica per immagini.
- Patologia clinica.
- Medicina interna.
- Dietetica o nutrizione clinica.
- Cardiologia e UTIC/Emodinamica.
- Pneumologia.
- Chirurgia.
- Neurologia e neurofisiologia clinica.
- Ortopedia e traumatologia.
- Urologia e uro-dinamica.
- Ematologia.
- Oculistica con servizio di ortottica.
- Otorinolaringoiatria con servizio di audiometria.
- Gastroenterologia ed endoscopia digestiva.
- Psichiatria.
- Rianimazione.

ARTICOLAZIONI INTERNE DELL'UOC

- Unità Sub-intensiva per gravi neurolesi codici 75 e 28
- Unità sub intensiva per gravi disabilità cardiovascolari e respiratorie.
- Unità sub-intensiva ad alta valenza riabilitativa per pazienti in S.V. S.M.C. (LCTR)
- Unità sub-intensiva per gravi turbe neuropsicologiche
- Day Hospital riabilitativo
- Day service e ambulatorio

6.7.6 PRODUZIONE, COSTI e RISORSE

Andrà previsto e creato un centro di costo unico svincolato dal centro di costo del codice 28 (Mielolesioni), sia per la produzione sia per i costi e le risorse.

La produzione annua previsionale da parte delle rispettive unità, considerando un'occupazione media del 90%, dei P.L. di degenza ordinaria e di 4 posti letto in degenza diurna DHR (flusso A) sarebbe di:

990.000 euro per 12 posti letto codice 56 (con case mix MDC1 ed MDC 8),

1.850.000 euro per 12 posti letto codice 75 (MDC1),

300.000 euro per 4 posti letto,

per un totale di circa 3.140.00 euro\anno

Cui va aggiunta la produzione del Day Service e ambulatoriale quantizzabile in 360.000 euro anno, che sommano un totale di 3.500.000 euro anno.

Tale produzione è ovviamente raggiungibile qualora siano appieno soddisfatti i requisiti richiesti di risorse umane, tecnologiche e strumentali e tali risorse siano pienamente operanti.

Va considerato che i costi riconducibili alle spese per il personale; per le spese farmaceutiche, dei presidi e dei materiali di consumo; per l'ammortamento, i canoni mensili, i leasing e la manutenzione dei beni tecnologici; per la manutenzione, riparazione, sanificazione e adeguamenti dei beni strutturali e degli ambienti; i costi per informatica e software; i costi ribaltati sia dei servizi ospedalieri e sia della struttura ospedaliera, in un'ottica di risparmio e corretta gestione delle spese dovrebbero ammontare a 3.400.000 euro\anno.

La monitorizzazione di costi e ricavi durate il primo anno di attività, consentirà un bilancio non più previsionale, ma a consuntivo che potrà contribuire alle valutazioni per interventi correttivi nell'ultimo trimestre solare.

Si danno, ovviamente, per acquisite le risorse economiche necessarie per la realizzazione del progetto in capo al capitolo di Bilancio aziendale dedicato al terzo pilastro dell'assistenza sanitaria all'utenza.

6.7.7 GESTIONE DEL RISCHIO, MONITORAGGIO, VALUTAZIONE, SCELTA DEGLI INDICATORI per l'azione 6.7

Saranno specificatamente definite, le figure professionali che eseguiranno il monitoraggio e con quali strumenti questo verrà attuato. Sarà introdotto l'utilizzo di check list, schede di monitoraggio e di indicatori, di struttura comprendenti i requisiti strutturali, tecnologici, organizzativi, e professionali, i requisiti di processo, l'analisi degli esiti e dell'outcome.

1) **Il rischio clinico** sarà gestito grazie all'applicazione di linee guida e protocolli interni e al continuo monitoraggio delle attività svolte, utilizzando:

- indicatori per il rischio infettivologico (numero di esami colturali positivi rispetto agli esami richiesti, numero di pazienti con stato settico grave rispetto al numero globale dei pazienti, spese per terapia antibiotica);
- Indicatori per il rischio di eventi inaspettati o peggioramento del quadro clinico generale (monitorizzazione e andamento dei parametri vitali e delle indagini laboratoristiche e strumentali radiologiche e di altra natura)
- indicatori per il rischio sul mancato o incompleto recupero riabilitativo (valutazioni funzionali globali periodiche con scale validate, rivalutazioni e aggiornamenti del PRI, verbali delle riunioni d'equipe);
- indicatori per il rischio di prolungamento delle liste d'attesa per i ricoveri, le visite, le indagini diagnostiche e i trattamenti riabilitativi e per i tempi trascorsi in sala d'attesa (tempi medi decorsi tra l'inserimento in lista e la chiamata per la prestazione, tempo d'attesa tra l'orario di prenotazione della prestazione e l'orario di esecuzione, gestione CUP dell'agenda prenotazioni prestazioni);

- indicatori per il rischio di insoddisfazione dell'utenza (questionario di soddisfazione del personale interno, questionario di customer satisfaction, feedback e lettere di encomio).

2) Il rischio di mancato rispetto del crono programma sarà gestito tramite l'introduzione di milestones e indicatori di raggiungimento degli obiettivi nei tempi e nei modi previsti:

- indicatori per il rischio di insufficienza delle risorse economiche (verifica periodica con la Direzione Generale, inserimento della previsione di spesa nel bilancio previsionale dell'azienda, inserimento di un capitolo di bilancio per spese impreviste);
- indicatori per il rischio di insufficienza delle risorse umane (tabelle di monitorizzazione delle giornate di assenza del personale previste per aggiornamenti professionali, per assistenza a familiari disabili, impreviste per malattia o infortunio);
- indicatori per il rischio di insufficienza delle risorse strumentali e tecnologiche (tabella di monitorizzazione delle acquisizioni di nuove tecnologie, tabella di monitorizzazione dell'efficienza delle attrezzature, dei guasti e delle riparazioni);
- indicatori per il rischio di insufficienza delle risorse strutturali e ambientali (numero di richieste non evadibili per mancanza di spazi o ambienti attrezzati, ricognizione e verifica ambienti);
- monitorizzazione trimestrale delle attività e della produzione.

La sorveglianza dell'andamento degli indicatori e del raggiungimento delle milestones, permetterà l'inserimento di azioni correttive e adeguamenti per la risoluzione delle criticità evidenziate, sia nell'attuazione del progetto, sia nello svolgimento delle attività assistenziali proprie del mandato.

La monitorizzazione dell'andamento del progetto e i risultati saranno stabiliti sulla scorta d'indicatori di risultato e di raggiungimento delle milestones nei tempi pianificati, con verifiche periodiche mensili per singola attività e trimestrali per le azioni complessive svolte.

Le valutazioni finali saranno soggette al raggiungimento degli obiettivi e alla verifica appropriata degli indicatori, con il rispetto del R.O.I. (Return of Investment) previsto.

Tale progetto di rifunzionalizzazione dell'Ospedale riabilitativo Villa delle Ginestre, per la sua realizzazione richiede una condivisione piena con la Direzione Generale e la

Direzione sanitaria centrale e di presidio, una condivisione delle premesse, degli intenti e degli obiettivi, al fine di potere disporre delle risorse economiche e potere acquisire e gestire le risorse umane, tecnologiche e strutturali necessarie per il raggiungimento del risultato atteso. Nel corso dell'attuazione del progetto, verrà avviato un confronto ed una discussione finale sui risultati ottenuti e gli aspetti di buona pratica clinica ed assistenziale emersi nell'esperienza maturata.

Ovviamente nel corso dell'attuazione del piano operativo, per quanto non già previsto, potranno emergere criticità individuabili a preventivo ed altre non prevedibili. Per le prime verranno attuate strategie di controllo e prevenzione, per le seconde verranno attuate strategie di analisi e correzione.

6.8 Azione 8:Abbattimento delle liste d'attesa per i ricoveri ospedalieri di riabilitazione e la presa in carico territoriale

8.1 Liste d'attesa ricovero ospedaliero	**1**	**2**	**3**	**4**	**5**	**6**	**7**	**8**	**9**	**10**
Sistema prenotazioni	x	x	x							
Verifica tempi d'attesa	x		x		x		x		x	
Delta prenotazioni chiamate		x		x		x		x		x
Controllo scorrimento lista	x	x	x	x	x	x	x	x	x	x

8.2 Liste d'attesa presa in carico territoriale	**1**	**2**	**3**	**4**	**5**	**6**	**7**	**8**	**9**	**10**
Sistema prenotazioni	x	x	x							
Verifica tempi d'attesa	x		x		x		x		x	

Delta prenotazioni chiamate		x		x		x		x		x
Controllo scorrimento lista	x	x	x	x	x	x	x	x	x	x

8.3 Sistema dipartimentale centralizzato	**1**	**2**	**3**	**4**	**5**	**6**	**7**	**8**	**9**	**10**
Informatizzazione	x	x	x							
Controllo liste on line	x	x	x	x	x	x	x	x	x	x
Trasmissione dati	x	x	x	x	x	x	x	x	x	x

8.4 Sistemi chiamata pazienti	**1**	**2**	**3**	**4**	**5**	**6**	**7**	**8**	**9**	**10**
Telefonico	x	x	x							
Mail	x	x	x	x	x	x	x	x	x	x
Social	x	x	x	x	x	x	x	x	x	x

Azione 9 Abbattimento della mobilità extraregionale passiva;

Azione 10 Adeguamento alle normative nazionali di innovazione;

Azione 11 Creazione di una rete riabilitativa regionale sul modello Hub e Spoke; **Azione 12** Riduzione della disabilità e dei costi sociali correlati

MATRICE DELLE RESPONSABILITA'

Le responsabilità del completamento del progetto, incluse le azioni da 9 a 12 in cooperazione e coordinamento con l'assessorato regionale alla salute, saranno globalmente attribuite al tavolo tecnico assessoriale della Riabilitazione ed al suo presidente. L'attuazione delle singole azioni verrà demandata ai singoli componenti del tavolo tecnico. La verifica dei tempi di attuazione, il raggiungimento delle milestones e la verifica degli indicatori di ottenimento degli obiettivi saranno compito del tavolo nelle riunioni plenarie trimestrali di valutazione.

COSTI e RISORSE

I costi per l'attuazione del progetto saranno a carico del servizio sanitario regionale, quantificabili per le risorse umane, in ore di lavoro da parte dei componenti del tavolo tecnico. Le risorse umane verranno scelte dal Dirigente Generale dell'assessorato con decreto di nomina e verranno convocate per le riunioni del tavolo in orario lavorativo. I costi delle risorse strutturali e tecnologiche, verranno definiti nel corso delle prime riunioni del tavolo tecnico in accordo con le disponibilità economiche e finanziarie dell'assessorato alla salute della regione Sicilia. I costi delle risorse informatiche per le piattaforme on line saranno richiesti ad apposite società di informatica convenzionate con l'assessorato alla salute.

7 - GESTIONE DEL RISCHIO, MONITORAGGIO E VALUTAZIONE, SCELTA DEGLI INDICATORI PER IL PROGETTO

Il rischio di mancata attuazione di un'azione o di mancato rispetto del crono programma sarà gestito tramite l'introduzione di milestones e indicatori di raggiungimento degli obiettivi nei tempi e nei modi previsti:

- indicatori per il rischio di insufficienza delle risorse economiche (verifica periodica con la Direzione Generale, inserimento della previsione di spesa nel bilancio previsionale dell'azienda, inserimento di un capitolo di bilancio per spese impreviste);
- indicatori per il rischio di insufficienza delle risorse umane (tabelle di monitorizzazione delle giornate di assenza del personale previste per aggiornamenti professionali, per assistenza a familiari disabili, impreviste per malattia o infortunio);
- indicatori per il rischio di insufficienza delle risorse strumentali e tecnologiche (tabella di monitorizzazione delle acquisizioni di nuove tecnologie, tabella di monitorizzazione dell'efficienza delle attrezzature, dei guasti e delle riparazioni);
- indicatori per il rischio di insufficienza delle risorse strutturali e ambientali (numero di richieste non evadibili per mancanza di spazi o ambienti attrezzati, ricognizione e verifica ambienti);
- monitorizzazione trimestrale delle attività e della produzione.

La convergenza d'intenti con la Direzione Generale dell'assessorato alla salute e con le singole direzioni delle nove Aziende Sanitarie Provinciali e delle Aziende ospedaliere sarà requisito fondamentale che, qualora dovesse venire meno, potrebbe inficiare l'attuazione del progetto nella sua interezza o di singole azioni, pertanto sarà necessaria una volontà politica convergente verso gli obiettivi prefissati.

Le figure professionali che eseguiranno il monitoraggio saranno pertanto i medici fisiatri del tavolo tecnico e i dirigenti dell'assessorato coinvolti nelle attività del tavolo. Gli strumenti per il monitoraggio prevederanno l'utilizzo di check list, schede di monitoraggio per le milestones ed il rispetto dei tempi. Per la valutazione dei risultati verranno individuati indicatori, sia per ogni singola azione prevista sia per ogni elemento del crono programma facente parte dell'azione. Vi saranno inoltre indicatori di processo, e infine indicatori per l'analisi degli esiti e dell'outcome.

La sorveglianza dell'andamento degli indicatori e del raggiungimento delle milestones, permetterà l'inserimento di azioni correttive e adeguamenti per la risoluzione delle criticità evidenziate, sia nell'attuazione del progetto, sia nello svolgimento delle attività assistenziali proprie del mandato.

La monitorizzazione dell'andamento del progetto e i risultati saranno stabiliti sulla scorta di indicatori di risultato e di raggiungimento degli obiettivi con verifiche periodiche mensili e trimestrali.

8 - CONCLUSIONI

Tale progetto per la sua realizzazione richiede una condivisione piena con la Direzione Generale dell'assessorato alla Salute della regione Sicilia e con le Direzioni Generali e Sanitarie delle aziende provinciali e dei presidi ospedalieri, una condivisione delle premesse, degli intenti e degli obiettivi, al fine di potere disporre delle risorse economiche e potere acquisire e gestire le risorse umane, tecnologiche e strutturali necessarie per il raggiungimento del risultato atteso. Nel corso dell'attuazione del progetto, verrà avviato un confronto ed una discussione finale sui risultati ottenuti e gli aspetti di buona pratica clinica ed assistenziale emersi nell'esperienza maturata.

Ovviamente nel corso dell'attuazione del piano operativo, per quanto non già previsto, potranno emergere criticità individuabili a preventivo ed altre non prevedibili. Per le prime verranno attuate strategie di controllo e prevenzione, per le seconde verranno attuate strategie di analisi e correzione.

La realizzazione del progetto, determinerà un rinnovamento di tutte le attività riabilitative della regione Sicilia con un investimento di risorse umane ed economiche che nel tempo avrà un ritorno dell'investimento sia in termini di salute della popolazione, sia nei termini di riduzione della disabilità, sia per la migliore rotazione sui posti letto dei reparti per acuti, sia, infine, in un risparmio di risorse globali nel bilancio della sanità regionale.

9 - BIBLIOGRAFIA E SITOGRAFIA

1. D.M. 13 settembre 1988. Dotazione Personale.
2. Decreto Ministeriale 29 gennaio 1992. Alta specialità
3. D.M. 7 maggio 1998. Linee Guida Riabilitazione.
4. Percorsi Riabilitativi ambulatoriali decreto ass. 1062 del 27.06.2002
5. Decreto Legge 31 maggio 2010, n. 78, art.11. Contenimento e riqualificazione SSR
6. D.M. 31 gennaio 2011 piano d'indirizzo riabilitazione
7. GURS 21.12.12. Il piano della riabilitazione
8. D.A. Rimodulazione rete ospedaliera 15 gennaio 2015. Linee d'indirizzo regionali per la rideterminazione delle dotazioni organiche
9. D.M. 70, 2 aprile 2015 definizione degli standard qualitativi, strutturali, tecnologici e quantitativi relativi all'assistenza ospedaliera
10. Fabbisogno Personale Ospedaliero Piemonte 15 Gennaio 2016
11. C.C.N.L. MEDICI 2018
12. *DECRETO* Assessoriale 11 gennaio *2019*. Adeguamento della *rete ospedaliera* al D.M. 2 aprile 2015, n. 70. Supplemento ordinario n. 1 alla Gazzetta Ufficiale della Regione Siciliana
13. Intesa stato regioni Rep. Atti n. 124CSR del 4 agosto 2021 Linee Di Indirizzo percorsi appropriati nella rete di Riabilitazione
14. D.M. 9 AGOSTO 2021 Criteri di appropriatezza dell'accesso ai ricoveri di riabilitazione ospedaliera
15. ASP 6 Programmazione Dotazione Organica v.1.0 del 03.12.2021
16. D.M. 22/10/2021. PNRR Piano di Riorganizzazione e rafforzamento terapie intensive e sub intensive.
17. Linee Guida codifica SDO ricoveri riabilitazione v.10 14 giugno 22
18. Board agenas reti ictus relazione conclusiva 2023
19. Relazione Nazionale del Ministero sulle Rete Stroke AGENAS prot. 54358 del 17.10.23
20. Decreto Ministeriale Sdor GURI del 21.11.23
21. Sito istituzionale del Ministero della salute Della Repubblica Italiana
22. Sito istituzionale dell'assessorato alla salute della Regione Siciliana
23. Sito Ufficiale della Gazzetta ufficiale della Repubblica italiana
24. Sito Ufficiale della Gazzetta ufficiale della Regione Siciliana
25. N. Basaglia; "Progettare la Riabilitazione". Edi Ermes, 2002

26. J.De Lisa, B. Gans, N Walsh "Medicina Fisica e Riabilitazione IV ed. A. Delfino editore, 2008
27. V. Borruso "Villa delle Ginestre: un presidio per i medullolesi in Sicilia" A.S.M.S. – Regione Sicilia 2010.

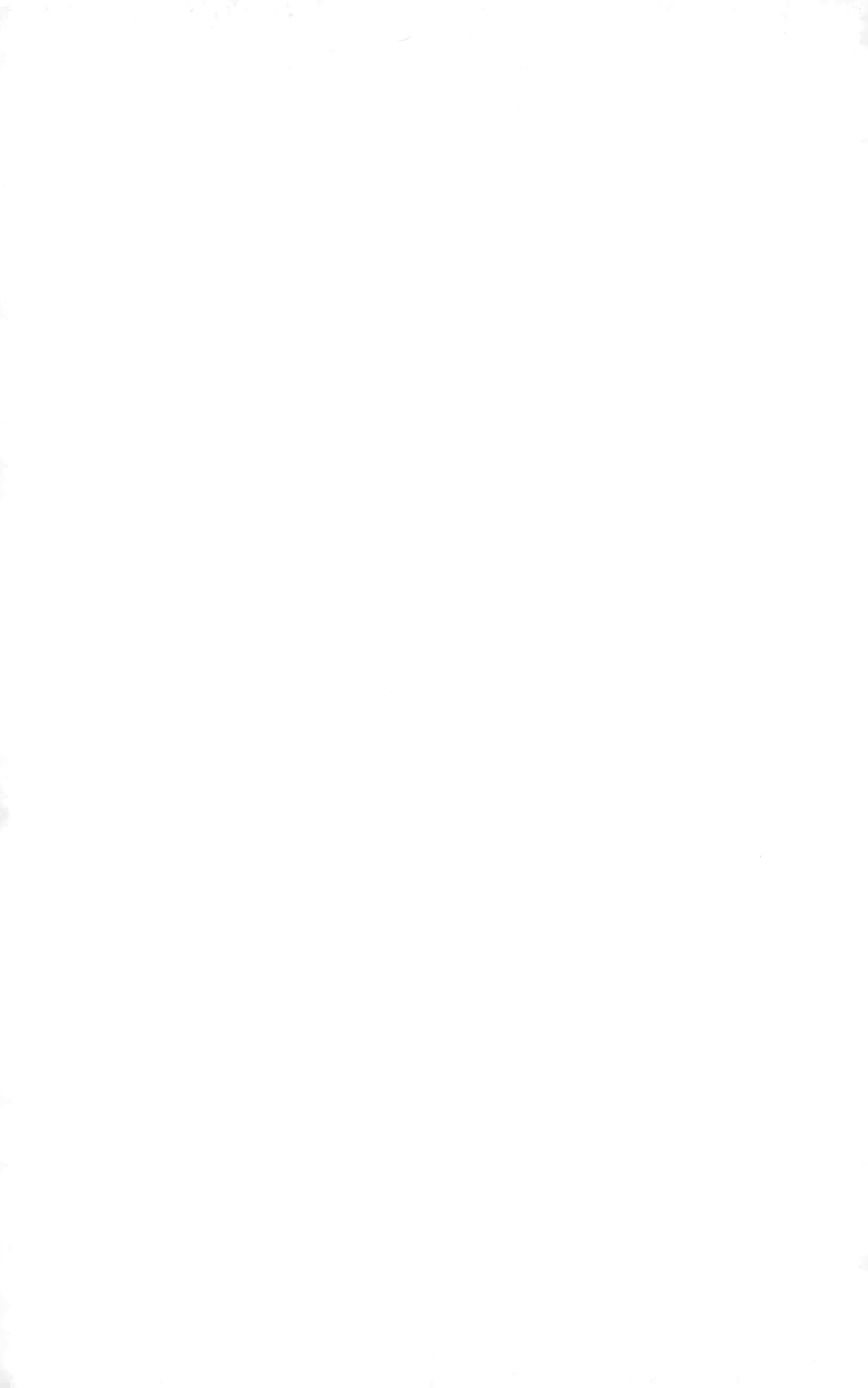

www.ingramcontent.com/pod-product-compliance
Lightning Source LLC
LaVergne TN
LVHW052030170826
845678LV00018B/2467

9798892484121